DE
LA FIÈVRE TYPHOÏDE

ET DE

SON TRAITEMENT HOMOEOPATHIQUE.

LIBRAIRIE DE J.-B. BAILLIÈRE.

HISTOIRE DE LA DOCTRINE HOMŒOPATHIQUE, son état actuel dans les principales contrées de l'Europe. Application pratique des principes et des moyens de cette doctrine au traitement des maladies, par le docteur *Aug. Rapou*, médecin à Lyon. Paris, 1847. 2 vol. in-8.

15 fr.

Ce nouvel ouvrage de M. le docteur **A.** Rapou mérite de fixer l'attention de tous les médecins homœopathes; il embrasse toutes les questions qui se rattachent à la pratique de l'homœopathie dans tous les pays où elle a pénétré. Cet ouvrage est ainsi divisé : — 1ᵘ De l'ancienne et de la nouvelle médecine. — 2º L'homœopathie en Angleterre et en Écosse. — 3º L'homœopathie à Rome et à Naples. — L'homœopathie en Sicile et en Espagne. — 5º L'homœopathie dans le nord de l'Italie et en Illyrie. — 6º L'homœopathie à Vienne. — 7º L'homœopathie à Lintz. — 8º De la loi de similitude et de la loi des contraires. — 9º L'homœopathie en Hongrie. — 10º Histoire de la médecine spécifique. — 11º Indications pour servir à l'application de la méthode homœopathique. — 12º De l'hydrothérapie. — 13º De l'homœopathie à Prague. — 14º Des eaux minérales. — 15º De l'expérimentation des remèdes sur l'homme sain. — 16º De l'homœopathie en Saxe, à Leipzig. — 17º De l'homœopathie à Berlin. — 18º Examen critique des médicaments allopathiques. — 19º De l'homœopathie en Bavière. — 20º L'homœopathie dans les diverses parties de l'Allemagne. — 21º De l'école spécifienne, etc.

CE QUE C'EST QUE L'HOMŒOPATHIE, pour servir de réponse aux allégations inconsidérées de ses détracteurs, par le docteur *A. Rapou*. Paris, 1844. in-8º.

1 fr. 50 c.

L'HOMŒOPATHIE AU CONGRÈS DE LYON, par le docteur *Aug. Rapou.*

COMPTE-RENDU DU CONGRÈS HOMŒOPATHIQUE DE LEIPZIG, par le docteur *A. Rapou.*

PRÉCEPTES HYGIÉNIQUES et régime à suivre pendant le traitement homœopathique des maladies aiguës et chroniques, avec une instruction pour les malades sur la manière de consulter leur médecin éloigné et de correspondre avec lui, par le docteur *T. Rapou.* Lyon, 1836, in-4º.

75 c.

TABLEAU DE LA PRINCIPALE SPHÈRE D'ACTION ET DES PRO-PRIÉTÉS CARACTÉRISTIQUES DES REMÈDES ANTIPSORIQUES, par le docteur *C. de Bœnninghausen*, précédé d'un Mémoire sur la Répétition des doses, par le docteur *Héring.* Traduit de l'allemand par *de Bachmeteff* et *T. Rapou*, avec des considérations sur les remèdes homœopathiques. Paris, 1846, in-8º.

5 fr. 50 c.

ESSAI D'UNE THÉRAPIE HOMŒOPATHIQUE DES FIÈVRES INTER-MITTENTES, par *C. de Bœnninghausen*, traduit de l'allemand par *C. de Bachmeteff* et *T. Rapou.* Lyon, 1838, in-8º.

2 fr. 50 c.

Corbeil. — Imprimerie de Crété.

DE LA
FIÈVRE TYPHOÏDE

ET DE

SON TRAITEMENT HOMOEOPATHIQUE,

PAR AUG. RAPOU,

Docteur en médecine de la Faculté de Paris.

A PARIS,

CHEZ J.-B. BAILLIÈRE,

LIBRAIRE DE L'ACADÉMIE NATIONALE DE MÉDECINE,

RUE HAUTEFEUILLE, 19.

A LONDRES, CHEZ H. BAILLIÈRE, 219, REGENT STREET.

A NEW-YORK, CHEZ H. BAILLIÈRE, 290, BROADWAY.

A MADRID, C. BAILLY-BAILLIÈRE, CALLE DEL PRINCIPE, 11.

1851

DE LA FIÈVRE TYPHOÏDE

ET DE

SON TRAITEMENT HOMŒPATHIQUE.

On remarque à toutes les époques des dispositions
morbides qui impriment un caractère particulier à la
plupart des maladies, et qui constituent elles-mêmes
des maladies spéciales. Sous l'action de causes encore
peu connues, ces dispositions morbides acquièrent un
haut degré d'intensité, deviennent des épidémies qui
déciment les populations et laissent longtemps après
elles une disposition endémique non moins meur-
trière. C'est le *génie médical*, le *quid divinum* d'Hippocrate, dont il importe infiniment à l'homme de
l'art d'apprécier le vrai caractère, sous peine d'être
réduit à des méthodes palliatives, inefficaces et souvent même dangereuses.

Aujourd'hui, sous l'influence de causes débilitantes
morales et physiques, les fièvres franchement inflammatoires sont devenues très-rares. La plupart offrent
dans leur cours quelque chose d'anormal, de pernicieux, de malin, qui empêche les crises salutaires,
abat étrangement les forces et attaque les sources de

la vie à la façon des miasmes les plus délétères. Il n'est presque pas maintenant de maladie aiguë qui ne revête à un degré souvent très-faible, mais toujours plus ou moins marqué, ce caractère ataxique, adynamique, ce *quid divinum;* c'est la constitution médicale de l'époque actuelle. Le Broussaisisme, pour l'avoir méconnu, a fini par tomber dans le discrédit le plus complet, non sans faire d'innombrables victimes. Mieux appréciée des médecins éclectiques, cette disposition morbide n'a pas été par eux combattue avec des méthodes plus efficaces. Les médications antiseptiques, toniques, révulsives, se sont toutes montrées également impuissantes. Que pouvaient, en effet, ces moyens rationnels contre une cause de nature spéciale? L'unique ressource était dans l'emploi d'agents médicamenteux spéciaux qui eussent un rapport spécifique avec le mal. Ces moyens seuls étaient capables de l'attaquer directement et d'en triompher dans le plus grand nombre des cas. C'est ce qu'une expérience déjà ancienne a prouvé surabondamment. L'objet de ce mémoire est de faire connaître cette méthode spécifique, dite *homœopathique,* appliquée au traitement des maladies qui sont comme le type de la constitution médicale actuelle, et que l'on a désignées depuis peu d'années sous le nom de *fièvres typhoïdes.* Nous espérons que les praticiens allopathes consciencieux, qui tous déplorent l'impuissance de leur art dans le traitement de ces fièvres malignes, ne refuseront pas d'étudier et d'appliquer cette méthode, dont l'efficacité établie sur un grand nombre d'observations se confirme chaque jour par de nouveaux succès.

Il existe une grande variété d'affections typhoïdes, putrides, adynamiques, pernicieuses, ataxiques. Notre intention n'est pas de traiter de ces divers états morbides, mais seulement de celui qui a été si bien défini par les docteurs Bretonneau et Louis (1), et qui se caractérise par un exanthème intestinal, suivi d'ulcération.

L'existence constante de cet exanthème intestinal chez les sujets atteints d'une des espèces de fièvre dite putride ou maligne par les anciens, et typhoïde par les modernes, est une découverte importante qui permet d'apprécier un peu la nature intime du mal, et met sur la voie du traitement spécial qui lui convient.

Jusqu'à présent les indications du traitement dans les maladies aiguës ont été tirées de la réaction sanguine qui les accompagne presque toujours, et qui est désignée sous le nom de *fièvre*. Ce phénomène fut toujours si mal interprété, les préjugés qu'il a fait naître sont si nombreux et si enracinés, qu'on s'explique aisément la multitude de mauvaises méthodes de traitement dont la médecine ordinaire a, tour à tour, fait

(1) *Recherches anatomiques, pathologiques et thérapeutiques sur la fièvre typhoïde*, 2ᵉ édit., Paris, 1841, 2 vol. in-8.

usage. Arrêtons-nous un instant sur ce point de pathologie, qui se rattache intimement à l'objet de ce mémoire.

Les mouvements respiratoires et les battements du cœur mesurent régulièrement le cours de la vie : mais combien de fois cette allure n'est-elle pas modifiée par une multitude de dangers et d'obstacles ! Des éléments mêmes qui entretiennent la vie surgissent mille causes qui tendent à la détruire. Elle y résiste, au rebours des forces physiques, non par l'inertie, mais par la réaction. Les excitants naturels se transforment bien vite en irritants. La force vitale réagit ; elle tend ses ressorts ; les battements du cœur s'accélèrent, les mouvements respiratoires se pressent, la circulation s'active ; il se produit de la fièvre. C'est là le fait primordial, la grande loi de la pathologie. S'il est mal compris, la thérapeutique tout entière est mauvaise.

La fièvre est donc un élément commun à toutes les maladies où l'organisme possède encore sa force de réaction. C'est un état général, qui ne peut donner lieu à aucune indication essentielle ressortant de la nature particulière de l'affection morbide. Et c'est cependant de cet élément commun qu'on a tiré ces indications. Erreur fondamentale d'où sont sorties toutes ces méthodes vicieuses qui ont constitué et constituent encore l'art de guérir. On établit dans l'école que les trois quarts des maladies sont des fièvres, au lieu de dire que les trois quarts des maladies présentent de la fièvre.

On fit la classification des fièvres. On rangea sur une même ligne des maladies fort disparates qui n'avaient de commun entre elles que la réaction fébrile. Il y a la fièvre *inflammatoire* (comme si la fièvre n'était pas essentiellement inflammatoire). Il y a des fièvres qui n'en sont pas, telle la fièvre *nerveuse*, qui n'a de fébrile que l'apparence ; la fièvre *putride*, qui débute par de la réaction, et en offre bientôt l'absence complète. Où trouver deux expressions qui jurent plus entre elles que celles de fièvre typhoïde ? — *typhoïde* qui signifie état de stupeur, et *fièvre* état de surexcitation. C'est qu'en effet il n'y a point là de fièvre, si ce n'est au début ou quand l'élément spécial typhoïque est peu marqué, comme on le voit dans certains cas de méningite et de gastro-entérite qu'il complique.

Non-seulement on fit la faute de donner à la fièvre une importance qu'elle n'a pas comme source d'indication, on compléta l'erreur et ses conséquences funestes en se méprenant sur la nature de ce phénomène morbide. Nous ne saurions énumérer ici les diverses opinions sur la nature de la fièvre qui eurent cours dans les écoles. Elles sont d'ailleurs toutes comprises dans celles-ci : la fièvre était suivant les uns une entité pathologique, une maladie *suî generis*, se terminant le plus souvent par l'altération des humeurs, la prostration des forces. Il fallait la combattre par des médicaments fébrifuges, puis par des toniques, des antispasmodiques ; substances qui aggravaient ordinairement le mal en augmentant l'irritation.

Cette notion de la fièvre prédomina dans les écoles jusqu'à l'époque de Broussais. Ce médecin reconnut tout ce qu'elle avait de faux et de dangereux, et sut habilement exploiter ce thème pour faire accréditer une opinion diamétralement opposée, non moins fausse et plus féconde en fâcheux résultats.

Suivant Broussais, la fièvre ne constitue pas un état morbide spécial, une entité pathologique, mais seulement un symptôme ; et ce symptôme dénote invariablement une phlogose, une inflammation interne, une surexcitation vitale, un accroissement de force qu'il s'agit de diminuer, de réprimer, de combattre par la diète, les émolliens et les émissions sanguines. Il s'élève, il s'emporte avec une verve intarissable contre ces purgons, ces polypharmaques, ces incendiaires qui attisent le feu de l'inflammation et redoublent la fièvre par leurs médications irritantes.

Le bon sens, la simple observation, aidés de cette puissante critique, eurent prompte raison, en France au moins, de cette vieille médecine de drogueurs ; mais Broussais voulut construire à son tour un édifice médical, et lui donna pour base une définition de la fièvre aussi erronée que celle qu'il avait combattue. Suivant lui, la fièvre est le résultat de l'inflammation ; c'est le symptôme qui la révèle, qui fait connaître sa présence. Plus la fièvre est forte, plus l'inflammation est intense, et, comme celle-ci consiste toujours en une surexcitation, une augmentation de force vitale, la fièvre offre toujours l'indication d'un traitement antiphlogistique, c'est-à-dire d'une débilitation par la diète, les émollients et les sangsues. Qui pourra dire le sang répandu, le mal causé par ce déplorable système ? Plût au ciel que la polypharmacie d'autrefois n'eût pas été détrônée ! Ses effets funestes étaient in-dividuels et fort peu appréciables sur les masses. Les patiens ne mouraient pas tous, il est vrai, de leur mort naturelle, mais les convalescents se rétablissaient dans la plénitude de leur force. La vie fut attaquée dans sa source, et les générations débilitées par les indications meurtrières ressortant de l'opinion de Broussais sur la nature de la fièvre. Quelques années d'expérience suffirent pour discréditer cette méthode.

Les praticiens, maintenant sans principes et sans opinions bien arrêtées, agissent à l'aventure dans le traitement des fièvres. Ils emploient les moyens les plus divers d'après la diversité de leurs idées, sans règle aucune ; ils font de l'éclectisme au dire des rhé-teurs de la faculté de Paris,—ce qui est, en réalité, la négation de toute médecine positive. On les voit, au début des fièvres typhoïdes, quand la réaction est vive, ouvrir la veine, accélérer la dépression des forces, aggraver l'ataxie, et prescrire alors force excitants, prétendus toniques, que l'organisme affaibli ne peut plus supporter, et qui achèvent de le détruire. D'autres endorment la réaction salutaire par les opiacés. Il y en a qui l'accablent et l'annihilent par des révulsions énormes. Il faudrait un gros livre pour énumérer les traitements variés que la médecine ordinaire fait subir à la fièvre typhoïde. Qui pourrait compter les cas qui seraient arrivés d'eux-mêmes à bonne fin si les manœuvres aveugles des médicastres n'avaient troublé les opérations salutaires et délicates de la nature ?

La fièvre ne constitue jamais une maladie, c'est un symptôme commun à la plupart d'entre elles, — symptôme plus ou moins prédominant, qui forme à lui seul, en certains cas, tout l'ensemble des phénomènes appréciables, dans la fièvre traumatique par exemple.

La fièvre est à l'organisme ce que l'inertie est à la matière ; c'est sa manière de résister aux causes de destruction. La fièvre est une réaction de la vie, une manifestation essentiellement salutaire qu'il s'agit quelquefois de modérer, mais jamais de combattre à outrance. Une fièvre franche et complète promet une guérison prompte et radicale. Lorsque la fièvre manque, la réaction manque aussi, et avec elle tout espoir de rétablissement (je parle ici des maladies aiguës).

Quoi de plus difficile à dissiper que ces états morbides où la fièvre se produit de temps en temps incomplète, légère, fugace ; états dénommés si improprement fièvre nerveuse, et ceux dans lesquels s'observent ces efforts saccadés, âpres, convulsifs, d'une réaction impuissante à triompher d'une altération profonde physique ou morale ?

La fièvre est la base du pronostic ; elle n'est au diagnostic que d'une utilité fort secondaire et fournit très-peu d'indication pour le traitement. Vouloir le faire servir à la classification des maladies, comme on l'a fait jusqu'à présent, c'est se méprendre étrangement sur les premiers éléments de la pathologie, et donner naissance à toute espèce de mauvaises méthodes de traitement. Il n'y a donc pas de fièvre ataxique, pernicieuse, muqueuse, putride, typhoïde, etc., mais des états morbides spéciaux, trop souvent dépourvus du phénomène salutaire de la fièvre, et qui exigent, pour être traités avec succès, une connaissance approfondie de leur nature spéciale.

Les *fièvres intermittentes* doivent être considérées comme des névroses accompagnées de réaction fébrile. Joseph Frank avait déjà dit : « Il faut mettre le « plus grand soin à distinguer les fièvres intermitten- « tes des continues. Elles en diffèrent absolument. Il « est impossible de donner une théorie générale qui

« s'applique aux uns et aux autres. » Bien plus, nous dirons qu'il n'est pas possible de réunir dans une même catégorie toutes les fièvres intermittentes; les unes proviennent d'un empoisonnement miasmatique, les autres d'une modification purement dynamique. Les unes cèdent au quinquina, d'autres en sont aggravées (a). Il y en a qui se rapprochent des fièvres ataxiques; elles en ont la malignité et l'effet promptement funeste; quelques-unes se confondent presque avec les névralgies. L'intermittence, comme la fièvre, est un phénomène, une manière d'être commune à une foule d'états morbides : expliquer ces maladies par la fièvre et l'intermittence, c'est se méprendre complétement sur leur nature, et les soumettre toutes au traitement uniforme et souvent inefficace des antipériodiques.

Les maladies se manifestent par des symptômes internes ou externes, et ce n'est point par un de ces phénomènes qu'il faut les juger, mais par leur ensemble. Ce n'est pas à dire que les symptômes aient tous la même valeur, qu'ils soient tous sur la même ligne. Loin de là ! il y en a de caractéristiques, et la réunion d'un petit nombre d'entre eux suffit au praticien pour apprécier exactement la nature du mal. Nous disons que, de tous les phénomènes morbides, celui auquel on a attaché le plus d'importance pour se guider dans la pratique — la fièvre — est un de ceux

qui en ont le moins. Nous avons indiqué les conséquences fâcheuses de cette erreur, nous n'insisterons
pas davantage sur ce sujet.

Occupons-nous maintenant de rechercher la nature de la fièvre typhoïde, en rejetant tout à fait l'idée
de fièvre, en soumettant à un examen attentif tous
les symptômes spéciaux qui la caractérisent, et nous
déduirons de cette étude le traitement qui lui convient; traitement exact, scientifique, établi sur des
principes positifs, dont l'expérience permet chaque
jour de constater l'efficacité.

La fièvre typhoïde est devenue le fléau des populations modernes, composée de la peste et de la petite
vérole, dont elle revêt le double caractère mitigé,
amoindri, comme le comporte la débilitation de nos
tempéraments. Elle est dans l'air que nous respirons;
elle fait incessamment des victimes, et rien ne peut
nous mettre à l'abri de ses atteintes; car peut-on éviter les fatigues de corps et d'esprit, qui y prédisposent
évidemment? Par une mystérieuse et terrible affinité,
elle s'attache de préférence à la fleur et à la force de
l'âge, de quinze à trente-cinq ans. Redoublant parfois
d'intensité, elle devient épidémique, et enlève à de
nombreuses communes la plus grande partie de leur
population jeune et virile. C'est ordinairement dans
les communes rurales qu'elle exerce ses ravages;
dans les grandes villes elle semble choisir ses victimes

avec plus de discrétion ; mais elle y fait un séjour per-
manent. Elle est suspendue comme l'épée de Damo-
clès sur toutes les familles où les enfants parvenus à la
plénitude du développement physique et intellectuel
sont la joie et l'espoir des parents. Et le lieu où la
plupart des jeunes gens vont achever leurs études, la
ville de Paris, prédispose d'une manière toute particulière à la fièvre typhoïde. Aussi inspire-t-elle un
effroi bien légitime aux gens du monde, aux pères
de famille, et nous ne saurions traiter avec trop de
détail tout ce qui se rattache à son histoire médicale ;
c'est pourquoi j'ai cru devoir faire précéder l'exposé
du traitement de diverses considérations sur la nature
et les caractères de cette maladie.

La fièvre typhoïde fait partie d'une classe naturelle
de maladies dans lesquelles la réaction fébrile est irré-
gulière, parfois extrêmement intense et promptement
comprimée, sujettes à mille aberrations, comme si les
forces vitales obéissaient à une cause toxique, occulte
et puissante ; maladies dans lesquelles tout l'organisme est affecté, dans lesquelles, au bout d'une
certaine période préparatoire, se manifeste, soit à la
peau, soit sur les membranes muqueuses, un produit
pathologique appréciable : éruption, ganglion, ulcères
ou flux ; maladies dans lesquelles le sang subit une
altération profonde, une véritable décomposition,
ainsi qu'il a été constaté par plusieurs observateurs,

et surtout par le professeur Andral. Elles se divisent naturellement en deux groupes : en fièvres éruptives, et en celles qui ne le sont pas (1). Le premier comprend la variole, la rougeole, la scarlatine, l'urticaire fébrile, la suette miliaire, l'anthrax. Le second renferme la fièvre typhoïde, le typhus et ses variétés, la dyssenterie épidémique, la peste, la fièvre jaune, le choléra asiatique ; et probablement rentreraient dans l'une ou dans l'autre de ces deux classes plusieurs affections morbides dont on n'a pas encore su apprécier le véritable caractère.

Toutes ces maladies, hâtons-nous de le dire, sont le résultat d'une infection, d'un empoisonnement de l'organisme, d'une altération profonde de la substance animale par un miasme ou un virus. Quant à la nature de ces agents infectants qui échappent encore aux investigations de la science, il nous importe peu de la connaître, puisque leurs différents effets nous permettent, d'après la loi des semblables, de trouver les différents remèdes propres à les combattre.

De ce point de vue nous découvrons le vrai caractère de la fièvre typhoïde et le traitement qui lui convient. Et cette manière de voir n'est pas le résultat d'une théorie préconçue, ni l'explication d'un fait

(1) Nous nous servons de la dénomination de fièvre pour nous accommoder au langage reçu ; car il faudrait créer une expression nouvelle pour donner une idée juste de la nature de ces maladies.

isolé, appliquée à plusieurs autres par analogie, mais elle ressort d'une observation générale, positive, désormais acquise à la science.

On ne peut nier que le caractère commun aux affections que nous venons de mentionner n'en forme un groupe très-naturel et n'établisse entre elles les rapports les plus intimes. Chacun de ces caractères concourt également à démontrer l'existence d'une cause infectante. Toutes ces maladies sont soit contagieuses, soit épidémiques, ou susceptibles de le devenir. Elles attaquent subitement les personnes les plus robustes, jouissant d'une parfaite santé et vivant suivant les prescriptions de la plus salutaire hygiène. Elles présentent toutes des symptômes généraux fort graves et une altération profonde des humeurs, avant même qu'il se produise aucune lésion locale appréciable ; on y remarque une compression, quelquefois une prostration complète, souvent une aberration de la réaction fébrile qui semble être mue au gré d'une force morbide plus puissante. Cet agent délétère n'en tient compte, la domine, la maîtrise, l'écrase. Il détruira en quelques jours, en peu d'instants, la plus vigoureuse constitution ; il épargnera la plus frêle. Tout dépend ici de l'idiosyncrasie, de la susceptibilité individuelle à recevoir l'impression de cet agent délétère. Dès l'instant que ce levain morbide opère, les lois physiologiques sont profondément altérées. La réaction vitale cesse de sauvegarder l'organisme. On pourra seconder les efforts de la nature médicatrice, mais il ne faudra pas compter sur leur efficacité. La médication rationnelle devra céder la première place à l'emploi de ces médicaments spéciaux qui s'adressent directement au mal, l'attaquent dans son essence intime, pour l'affaiblir, comme dans le choléra et les fièvres éruptives, pour le détruire entièrement, comme dans les fièvres pernicieuses. L'emploi de la méthode spécifique, dite homœopathique, est alors, je le répète, un devoir impérieux. Il n'y a qu'une indifférence criminelle, l'ignorance ou la mauvaise foi, qui puisse en dispenser.

Les effets des poisons, des virus et des venins sur l'organisme, achèvent de nous dévoiler la nature de ces maladies. On est frappé de la ressemblance qu'il y a entre la peste et la morsure de la vipère, entre la fièvre jaune et la morsure du *lachesis-trigonocephalus* (serpent à sonnettes), entre la piqûre de certains insectes et l'anthrax, entre le vaccin et la variole, entre l'empoisonnement par l'ellebore blanc ou les préparations de cuivre et le choléra, entre les effets de l'empoisonnement par des doses moyennes d'arsenic et la fièvre typhoïde.

L'étroite affinité de ces maladies miasmatiques et les rapports intimes qui unissent les deux groupes naturels dans lesquels nous les avons comprises se manifestent de mille manières. Ainsi, dans les fièvres exanthématiques, l'éruption est quelquefois insigni-fiante, et l'on voit assez souvent dans la fièvre typhoïde la peau se couvrir de vésicules ou de papules, et dans le choléra il y a altération constante des follicules de Brüner. La variole confluente et le typhus offrent une lésion très-semblable des glandes intestinales (1). La fièvre typhoïde et la suette accompagnent souvent le choléra, comme on a pu s'en convaincre dans l'épi-démie de 1836 à Vienne (Autriche), et dans celle qui vient de ravager (1849) la Bourgogne et la Cham-pagne.

Nous pourrions faire de nouveaux rapprochements, mais ceux-là suffisent pour établir qu'il y a une classe de maladies miasmatiques, dont la fièvre typhoïde fait partie. La nature intime de ces agents délétères, comme de tout autre agent, nous est inconnue. Les sens ne nous révèlent pas directement leur présence. Nous ne les connaissons que par leurs effets, et la va-riété de ces effets nous faisant distinguer la différence de leur nature, nous indique les agents toxiques mé-dicamenteux les plus propres à les combattre.

Traitons maintenant de l'une de ces affections mias-

____

(1) Nous avons été témoin d'un cas où les caractères propres au typhus et à la variole étaient tellement mêlés et combinés, que les plus habiles observateurs n'auraient su à laquelle de ces deux affec-tions ils devaient appartenir.

matiques, de la fièvre typhoïde, de ses causes, de ses symptômes, de sa marche, de ses variétés, des diverses circonstances qui la modifient. Je vais exposer ces choses en quelques pages, telles qu'elles se présenteront à mon observation. Je ne prétends pas faire un traité *ex professo*. Je me propose seulement de fournir les documents propres à établir un traitement exact et complet de cette maladie, que les praticiens allopathes combattent aveuglément, sans règle, sans méthode et sans succès.

Les fatigues de corps et d'esprit, un travail corporel lassant et trop continu, à l'époque où l'organisme se développe, sont des causes puissantes de fièvre typhoïde, mais causes accessoires et qui seraient sans action s'il n'y avait une disposition spéciale de la personne ou de la constitution médicale du moment. A certaines époques cette maladie ne se produit point; elle règne en d'autres temps sans cause appréciable. Elle se manifeste souvent chez des individus jusqu'alors parfaitement bien portants, n'ayant subi aucune privation ni fait aucun excès. Le docteur Andral et plusieurs autres praticiens ont observé que le séjour de Paris y prédisposait d'une manière toute particulière les nouveaux arrivants qui ne sont pas encore acclimatés. Nous avons fait la même remarque à Lyon. On peut la faire dans tous les grands centres de population. Il paraîtrait que le miasme typhoïque est le

produit spécial de la viciation de l'atmosphère par
les émanations concentrées des réunions d'hommes,
dans des conditions particulières qu'on ne peut encore apprécier. Aussi est-il endémique dans les villes,
et ne se manifeste-t-il ordinairement que sous forme
épidémique parmi les populations rurales ; semblable
en cela aux autres affections miasmatiques : peste, choléra, variole, fièvre jaune, qui règnent endémiquement
dans les lieux voisins de leur foyer,—les embouchures
du Nil, du Gange, du Mississipi, — et se répandent de
là épidémiquement sur toute la face du globe (1).

Les affections miasmatiques virulentes ont une
origine spéciale qui leur est propre, à laquelle il est
souvent difficile de remonter, mais qu'on peut toujours
indiquer d'une manière approximative, en étudiant
l'histoire de leur développement. Aucune d'elles n'a
cette origine banale que la plupart des praticiens se
plaisent à leur attribuer. Nous l'avons dit plusieurs fois
et nous le répétons encore, sans une notion exacte de
la spécificité, il est impossible de pratiquer une médecine vraiment efficace ; on tombe dans des erreurs gros-
sières de diagnostic, de traitement et même d'hygiène.
Heureusement ces dernières n'ont rien de pernicieux,
et la guerre à l'insalubrité qu'engagent avec fanfare les
société médicales à l'apparition de toute maladie

____

(1) On ne sait pas précisément de quel point de l'Amérique la
variole est originaire.

épidémique, les précautions hygiéniques qu'elles re-
commandent, ce vain étalage de prescriptions n'a
d'autre avantage que de mal dissimuler l'impuissance
de leur art. L'expérience a beau démontrer qu'il n'y
a aucun rapport de cause à effet entre la production,
le développement, l'extension de ces maladies et la
malpropreté des grandes villes, les exhalaisons des
égouts, des réduits infects, des ruelles boueuses, on
persiste toujours à s'en prendre à ces mauvaises conditions hygiéniques, qui n'y sont pour rien. La faculté
signale l'ennemi ; la municipalité répond à son appel.
On forme des bureaux, des commissions ; on publie
des rapports savants sur les dangers des miasmes ; on
balaye, badigeonne, ventile ; mais l'épidémie n'en
est point modifiée. Elle cherche et atteint ses victimes
sans distinction dans le palais et le bouge malsain,
ravage les riches quartiers aux larges avenues, en
épargnant quelquefois le labyrinthe tortueux où s'en-
tasse une population maladive. Aveuglé par l'absence
de notion exacte sur la spécificité, on veut que les lois
de l'hygiène rendent compte, sinon de la production,
au moins du développement, de l'aggravation de ces
maladies. On veut que les traitements rationnels les
atteignent. La nature ne veut pas se plier à ces
théories ; rien n'est efficace contre ces affections
spéciales, si ce n'est la méthode spécifique. Mais les
préjugés ne permettent pas qu'on prenne en considé-

ration ces assertions fondées sur les faits. On continue à pérorer sur les précautions hygiéniques, et à cacher derrière les phrases doctorales l'impuissance radicale de la médecine ordinaire.

La plupart des médecins soutiennent que la fièvre typhoïde n'est pas contagieuse. Cette opinion est vraie ; mais cependant pas d'une manière absolue. Ce mal, dans la plénitude de son développement, à l'état de *typhus*, est évidemment contagieux. Il l'est d'autant moins qu'il s'éloigne davantage de ce type, et l'on peut bien admettre que la fièvre typhoïde ordinaire, telle qu'elle se présente depuis quelques années, ne se communique point.

Les âges, comme nous l'avons dit plus haut, influent sur la facilité à contracter cette maladie. L'âge le plus favorable à son développement est de 15 à 30 ans ; de 55 à 70 elle ne se produit presque jamais ; après 70 apparaissent les fièvres adynamiques, mais qui ne sont pas typhoïques, la lésion intestinale spéciale (dothinentérite) n'existant plus alors.

Cette lésion, qui caractérise la fièvre typhoïde et n'appartient qu'à elle, consiste dans un gonflement papuleux, rosé, des glandes de Peyer et des follicules de Brüner suivi d'ulcération. Elle est constante dans la fièvre typhoïde franche, telle que l'ont décrite les docteurs Louis et Chomel. Cette altération de tissu n'est pas la seule qu'on observe, il s'en produit plu—

sieurs autres que nous allons faire connaître ; car sans la notion exacte de ces lésions, il est impossible de bien apprécier la valeur des symptômes, et par conséquent de bien choisir le médicament qu'ils réclament.

Dans la fièvre typhoïde bien caractérisée, le sang est altéré, décomposé. Il a perdu sa couleur rouge-vif et sa consistance fibrineuse. C'est à cette altération du sang qu'il faut attribuer en grande partie l'adynamie de ces fièvres, comme aussi leur ataxie ; car, la réaction efficace ne pouvant s'effectuer, les efforts de la nature médicatrice se perdent en manifestations désordonnées. De cette décomposition du sang, qui le rend plus fluide, proviennent encore les petites hémorrhagies nasales du début et la complication redoutable, mais heureusement assez rare, des hémorrhagies intestinales.

En présence de ce sang appauvri, on frémit à la pensée du mal incalculable qu'a dû produire la médication antiphlogistique appliquée au traitement de la fièvre typhoïde, surtout pendant les trente premières années de ce siècle. Quelle funeste et longue expérience n'a-t-il point fallu faire pour forcer le rationalisme de l'école à ne recourir presque plus à la fatale lancette !

Une autre observation non moins importante résulte de l'examen de ce sang ; c'est que la couenne

n'est point, comme on le dit, l'indice certain d'un
état franchement inflammatoire ; car on l'observe
sur le caillot des saignées faites aux typhoïques, caillot mou, noirâtre, pauvre en fibrine et en héma-
tosine. Cette couche blanche fibrineuse existe toutes
les fois que le tissu pulmonaire est gravement affecté
dans cette fièvre et lors même que la prostration des
forces est complète. A l'inspection de cette couenne, il
est encore beaucoup de praticiens qui se croient jus-
tifiés à ouvrir de nouveau la veine, et détruisent ainsi
les dernières ressources d'une vie défaillante.

De la fluidité putride du sang provient l'état scor-
butico-fuligineux de la bouche qu'on observe chez un
grand nombre de typhoïques. La muqueuse laisse
suinter un sang noirâtre, carbonisé, qui recouvre les
dents d'une couche brun foncé. Cet épanchement
mécanique se produit quelquefois autrement : l'é-
pithélium se dessèche, se gerce ; du sang sort de ces,
gerçures, se coagule à la surface et forme des croûtes.
Il ne faut pas confondre cet enduit noirâtre de la langue avec le brunissement saburral qui a lieu dans certaines fièvres typhoïdes et dans toutes les affections
adynamiques des vieillards.

Il est rare que le parenchyme pulmonaire ne soit
pas altéré : il offre tous les degrés de lésion propres à
la fluxion de poitrine. Mais il en est une qui appartient spécialement à la fièvre typhoïde : c'est une hépa-

tisation molle, rougeâtre, semblable au tissu de la rate des individus morts de fièvre intermittente perni-cieuse.

On trouve assez souvent des épanchements sanguins dans la cavité des plèvres.

Tandis que chez un grand nombre de sujets aucun symptôme local ne révèle l'existence des lésions pulmonaires les plus intenses, chez d'autres on observe un trouble très-marqué de la respiration, sans que l'autopsie révèle aucune lésion du poumon.

L'état typhoïque produit quelquefois un ictère très-foncé. Il ne faut pas l'attribuer à la bile, mais à l'altération spéciale du sang, phénomène commun à d'autres maladies miasmatiques.

L'engorgement des parotides apparaît en certains cas, mais toujours comme complication fâcheuse ; ce n'est jamais un phénomène critique.

Il n'y a pas d'appareil organique qui présente dans la fièvre typhoïde autant de désordres fonctionnels que les centres nerveux, et cependant ils n'offrent aucune lésion appréciable après la mort. Aussi voyons-nous les symptômes cérébraux les plus formidables disparaître très-promptement sous l'influence d'un traitement spécifique bien dirigé. Les désordres de l'ouïe, de la vue, resserrement ou dilatation des pupilles, modifications de la sensibilité de la peau et de la caloricité se dissipent en général lorsque disparaît la lésion intestinale qui affectait sympathiquement le cerveau.

L'estomac est rarement le siége de l'ulcération. Il présente très-souvent dans le grand cul-de-sac des injections et ramollissement de la membrane muqueuse, mais rien de spécial qui puisse caractériser cette maladie.

Le duodénum est presque toujours exempt d'altération : jamais on n'y voit d'ulcération des follicules ; l'exanthème spécial est localisé dans l'intestin grêle.

Le docteur Andral a vainement cherché cet exanthème dans l'intestin d'individus morts de maladies aiguës autres que cette fièvre. Il a trouvé seulement quelquefois un développement fort inégal des follicules, mais rien qui ressemblât à l'exanthème typhoïque.

On a dit que cet exanthème avait un cours régulier et des phases semblables à celles de la petite vérole. Cependant il se termine souvent d'une manière différente, par résolution ou par ulcération. On a pu constater la cicatrisation des ulcères chez des personnes mortes par accident pendant la convalescence.

Le gros intestin est ordinairement sain, à l'exception du cœcum, qui est ordinairement recouvert d'une éruption confluente. Mais il est le siége spécial d'une production gazeuse très-abondante et presque caractéristique de la fièvre typhoïde. Chez beaucoup de sujets, la distension du colon par le gaz est tellement considérable, que cet intestin se dessine à travers les parois abdominales, refoule le diaphragme, se loge à l'épigastre, et pourrait être pris pour l'estomac. La cause de ce dégagement de gaz ne saurait être rapportée aux altérations du colon, puisqu'il est en général moins lésé que l'intestin grêle.

Cette inflammation spéciale des follicules, cet exanthème typhoïque se produit avec la fièvre et persiste autant qu'elle. Mais il faut reconnaître que le mal n'est point là, qu'il est plus profond. Car on remarque dans cette maladie, comme dans toutes les autres affections miasmatiques, que la lésion organique n'est presque jamais en rapport avec la gravité de l'appareil symptomatique.

La langue présente ici, plus que dans toute autre maladie, des modifications très-variées qui ont cela de particulier qu'elles ne se rapportent pas à l'état de l'estomac, mais bien à celui de l'affection typhoïque. Les médecins qui apprécient les dispositions des premières voies d'après l'inspection de la langue commettent des erreurs souvent funestes. Ainsi une langue sèche et rouge sur les bords n'indique point l'emploi des émollients et des antiphlogistiques ; un purgatif motivé par la langue saburrale du début de la convalescence, et la diète dans ce cas, aurait un effet des plus fâcheux. La langue ne fournit d'indication que sur la nature et le degré de l'affection typhoïde. — Si l'appareil cérébral est particulièrement atteint, la langue est rouge, tremblotante ; si c'est le poumon, elle est saburrale ; si c'est l'abdomen, elle devient sèche, noire au milieu, rouge sur les bords. Ces rapports symptomatiques sont au nombre des plus constants et des moins trompeurs.

Les nausées et vomissements se produisent quelquefois au début, diminuent à mesure que le mal augmente, et disparaissent lorsque l'adynamie est bien établie. S'ils se montrent à la dernière période, on doit craindre l'existence d'une péritonite par perforation.

Le ventre est presque toujours indolent ; les malades ne se plaignent pas de coliques. Un seul symptôme révèle la lésion profonde du tube intestinal : c'est une douleur très-aiguë produite dans la fosse iliaque droite en y pressant avec la main. Si le sentiment n'est pas tout à fait détruit par la stupeur, le patient s'agite à cette pression et pousse un cri plaintif. Le léger grouillement que l'attouchement de la fosse iliaque droite provoque, et l'insensibilité de tout le reste du ventre à la pression, est un des signes caractéristiques qui dénotent de suite au praticien expérimenté l'existence de la fièvre typhoïde.

Il y a désordre fonctionnel des intestins, — constipation ou diarrhée. Celle-ci s'observe plus fréquemment à Paris qu'à Lyon, — ici la constipation est l'état ordinaire. Au début du mal, la diarrhée offre peu de gravité; sur la fin et pendant la convalescence, c'est toujours un phénomène extrêmement fâcheux, qui provient de la non-cicatrisation des ulcères intestinaux. Nous avons remarqué que le traitement des fièvres typhoïdes avec constipation était le plus prompt et le plus facile.

On a dit que la diarrhée était l'indice de l'irritation du gros intestin ; on l'a donnée comme signe de la colite, et l'on a prétendu que, si les lésions sont bornées à l'intestin grêle, il y a nécessairement constipation. Il n'en est rien. — La diarrhée, comme la plupart des autres phénomènes, provient de l'ulcération spéciale typhoïque. On a trouvé le gros intestin parfaitement sain sur des sujets qui avaient eu une abondante diarrhée jusqu'à la mort. Il suffit, pour qu'il y ait dévoiement, que l'extrémité de l'intestin grêle soit affectée.

Les urines présentent des modifications assez constantes, et fournissent des indications précieuses pour reconnaître la gravité de l'état morbide à ses diverses périodes et pour diriger sûrement le régime alimentaire de la convalescence. Il n'y a pas de maladie où l'examen des urines soit aussi essentiel, et cependant la plupart des praticiens le négligent tout à fait. Pour ma part, c'est ma boussole, et elle ne m'a jamais fait défaut. Le pouls, la langue, l'aspect de la physionomie peuvent induire en erreur ; les urines indiquent toujours fidèlement le véritable état du malade. On devra faire garder chaque jour celles de la nuit et de la journée séparément dans un verre à pied, afin de pouvoir apprécier parfaitement les degrés de nuance, de limpidité, et la nature du dépôt.

A l'invasion du mal les urines sont troubles, blanchâtres, jumenteuses, et restent dans le vase en cet état sans déposer. Bientôt après, lorsque la maladie se confirme, elles deviennent d'une limpidité parfaite et d'une couleur normale. Pendant plusieurs jours elles semblent ne point changer. Cependant, si l'on a soin de placer le verre entre soi et le grand jour, on remarque un léger brouillard répandu dans la partie supérieure des urines. Les jours suivants ce nuage descend peu à peu, toujours suspendu, de manière que les urines du fond du verre et les couches supérieures sont limpides pendant que la partie moyenne est d'une teinte louche, opaline, parfaitement tranchée ; à mesure que ce nuage descend, on peut augurer que la maladie approche de la crise favorable.

Dès que l'énéorème a touché le fond du verre, il change de nature et se transforme en un dépôt sablonneux d'un gris rose, dont une partie s'attache aux parois du vase. A ce signe on peut reconnaître

l'approche de la guérison et rassurer les parents in-
quiets.

Ce dépôt, qui augmente de jour en jour, devient
en général très-abondant, jusqu'à atteindre parfois
une hauteur de deux pouces au moins dans un verre
à champagne. Il est alors composé de poudre rosée
déposée sur un fond de mucosités épaisses. Dès ce moment on peut faire prendre au malade quelques ali-
ments, du bouillon, de légers potages. Lorsque le
dépôt redevient purement sablonneux et commence à
diminuer, la guérison est assurée. Il faut, sans perdre
de temps, prescrire une alimentation tonique, des
viandes rôties, de l'eau rougie, des potages consistants;
sinon, l'on arrête la réaction salutaire au moment le
plus favorable à son développement, et l'on amène
une convalescence plus dangereuse que la maladie
primitive. Le pouls devient alors vite et précipité ; les
joues se colorent ; une petite toux sèche ou des selles
diarrhéiques fréquentes indiquent le développement
d'une pneumonie passive ou d'une dyssenterie par
épuisement. De bons consommés sont ici le remède
souverain. Je ne doute pas qu'un grand nombre de
typhoïques, arrivés heureusement à guérison malgré
les médications allopathiques, n'aient succombé au
début de la convalescence, victimes de la diète et du
régime broussaisien. J'en ai plusieurs exemples. Je
me souviendrai toujours d'avoir été appelé auprès d'un

petit malade réduit au dernier degré d'adynamie putride, abandonné de ses médecins, et de l'avoir sauvé
au moyen de consommés prescrits dès ma première
visite.

C'est l'inspection des urines qui sert de guide sûr
dans la direction du régime alimentaire, et permet
d'éviter les écueils du trop et du trop peu. Si elles
sont rouges et claires, on suspendra toute alimentation ; si elles deviennent pâles, légèrement troubles,
avec un petit dépôt, on nourrira largement ; si le
dépôt est abondant, on sera réservé.

Je ne sais si les urines se comportent comme je
viens de l'indiquer, dans les cas de fièvres typhoïdes
qui ont une terminaison funeste. Il est très-probable
qu'elles restent limpides ou contiennent un énéorème. J'eus occasion de le remarquer une fois.

Le pouls présentente les plus grandes variations,
tantôt lent, très-lent, tantôt fréquent, fort ou faible.
Cependant, il est généralement fréquent, et le soir surtout. Il faut bien distinguer cette fréquence de celle
qui persiste alors que tous les phénomènes typhoïques
ont disparu. Celle-ci provient d'un travail pénible de
convalescence, entretenu par une diète trop sévère,
et qui disparaît à mesure que l'individu reprend des
forces.

Les désordres fonctionnels de l'appareil respiratoire
ne répondent pas à la gravité des lésions que l'ana-

tomie y découvre après la mort. Ici plus que dans aucune autre maladie, les altérations profondes du parenchyme naissent et se développent d'une manière complétement latente, et souvent la désorganisation du poumon est consommée avant qu'on ait pu même soupçonner qu'il fût lésé. Il est donc important dans ces maladies d'ausculter et de percuter souvent; car la pneumonie peut se développer brusquement et à toutes les périodes. L'œil exercé du praticien saura la reconnaître aux symptômes suivants : petite toux sèche, respiration précipitée et un peu gênée, accélération du pouls, qui devient misérable, prostration plus grande, rougeur âcre des pommettes. Cet état du poumon présente la plus grande analogie avec la pneumonie adynamique des vieillards, et ne peut en être distingué que par l'ensemble des autres phénomènes typhoïques, qui manquent dans cette espèce de pneumonie.

La chaleur de la peau présente, comme le pouls, une grande variété. Elle n'est pas en rapport avec le degré d'irritation intestinale. Nous avons observé qu'une perturbation bien marquée dans la chaleur de la peau, — chaleur âcre en quelques endroits, froid glacial à d'autres parties (je ne parle pas des extrémités), indiquait une participation de l'encéphale ou de ses membranes à l'irritation typhoïde. Les anomalies de caloricité me paraissent un des phénomènes propres à la fièvre typhoïde cérébrale.

Chez un grand nombre de sujets, la peau se couvre d'éruptions variées, — pétéchies, vibices, sudaminas, pustules, éruptions miliaires, pourprées, boutons varioliformes. Les pétéchies n'occupent guère que le torse, rarement le haut du cou et les membres. Andral n'en a jamais vu à la face ni aux jambes. J'ai été cependant témoin d'un cas où toute la surface cutanée était recouverte de papules saillantes.

La largeur de ces taches varie depuis celle d'une très-petite piqûre de puce jusqu'à celle d'une lentille. Généralement arrondies, elles présentent quelquefois une forme ovalaire ou allongée, et font une saillie qui n'est pas appréciable à la vue, mais bien au toucher. Elles présentent plusieurs nuances ; d'un rose assez vif lorsqu'elles se montrent au moment où les symptômes adynamiques ne sont pas très-prononcés, elles prennent une teinte livide ou brunâtre lorsque la stupeur augmente. Au moment où la tache se montre, elle paraît avoir ordinairement acquis son plus grand développement ; elle persiste cinq ou six jours, puis se flétrit, et disparaît sans laisser aucune trace. L'éruption pétéchiale est le plus souvent discrète ; parfois cependant elle devient confluente, et présente quelque analogie avec une éruption de rougeole. Assez souvent les pétéchies paraissent et disparaissent plusieurs fois dans le cours de la maladie.

Dans l'extrême adynamie produite par des pertes de sang, les pétéchies se montrent généralement tout à coup, se flétrissent et s'effacent à mesure que les forces se relèvent. On a parlé de pétéchies critiques. Andral a observé deux fois la disparition des pétéchies coïncider avec une amélioration bien évidente. Je n'ai jamais fait pareille observation. J'ai remarqué, au contraire, que la maladie est d'autant plus grave que les pétéchies sont plus nombreuses, que leur quantité et leur étendue correspondent assez exactement au nombre et à la largeur des ulcères intestinaux.

Les taches livides, dites *vibices*, semblent n'être qu'une variété de l'éruption pétéchiale ; elle est infiniment plus rare.

Une éruption non moins constante et caractéristique de la fièvre typhoïde est celle des *sudaminas*. Ce sont de petites bulles aqueuses, transparentes, parfaitement limpides, comme des gouttelettes de rosée qu'on croirait pouvoir étendre avec le doigt, et qui résistent cependant fort bien à son frottement. Les sudaminas apparaissent longtemps après les papules et vers la troisième période du mal. Ils se développent sur le cou, pas ailleurs et de préférence sur les côtés du cou. Ils sont très-éphémères, se succèdent, et laissent en se dissipant de petites pellicules blanchâtres. Pendant l'éruption de sudamina, la peau du cou est sèche, aride, d'une couleur brunâtre. Nous avons observé un cas de sudaminas confluents, formant de larges vésicules, semblables à des ampoules de vésicatoire.

C'est avec une très-remarquable facilité que, chez les individus atteints de fièvre typhoïde, la peau se gangrène et s'ulcère dans les points où elle a été le siége d'une légère irritation. Cette circonstance rend très-dangereuses les applications de vésicatoires que les médecins allopathes prescrivent si souvent dans cette maladie (c).

La peau des typhoïques est presque toujours sèche et poisseuse. Une franche amélioration ne se manifeste jamais avant qu'elle n'ait repris son état normal. La sueur est le phénomène critique par excellence ; elle annonce toujours une convalescence très-prochaine.

Telles sont les principales altérations anatomiques et fonctionnelles que la fièvre typhoïde présente. Leur appréciation, vain objet d'élucubration dans les écoles allopathiques, est d'une très-grande utilité au praticien homœopathe qui veut agir en connaissance de cause, laisser le moins de place possible aux erreurs de diagnostic, et administrer les remèdes d'après des indications précises. Pour lui chaque symptôme doit être pris en considération ; de leur ensemble, de leur valeur relative, de l'ordre dans lequel ils se produisent dépend le choix de ses remèdes. Qu'importent ces choses aux médecins allopathes ? ils ont de volumineux traités sur la fièvre typhoïde, terminés par quelques misérables pages consacrées à des prescriptions thérapeutiques vagues, aussi bien applicables à toutes autres espèces de maladie. Ils y décrivent fort bien les glandes de Peyer et les ulcérations intestinales, les altérations du sang, les ramollissements des tissus. C'est dans leurs hôpitaux qu'on va étudier les lésions anatomiques ; c'est seulement aux cliniques homœopathiques qu'on apprend à les guérir.

La fièvre typhoïde ne constitue pas une maladie toujours semblable à elle-même. Elle se présente sous un grand nombre de formes qu'on peut rapporter aux trois types suivants : typhoïde cérébrale, pneumonie typhoïde et typhus abdominal, d'après la prédominance des altérations fonctionnelles du cerveau, du poumon et des intestins.

La maladie consistant en une infection générale du sang et des tissus, elle ne laisse aucune fonction dans l'état normal. Toutes ne sont cependant pas perverties au même degré et, d'après la différence des causes occasionnelles, des âges, des tempéraments, d'une foule de circonstances dont il est impossible de déterminer l'influence : tel ou tel appareil organique s'affecte d'une manière spéciale, et ses phénomènes morbides, dominant l'ensemble des autres symptômes, impriment à l'affection typhoïque un caractère particulier. On observe donc une grande variété dans les fièvres, et l'on ne saurait en faire une description concise, exacte et complète. La pratique fournit tous les jours des cas nouveaux, différents de ceux observés jusqu'alors, et n'ayant de commun avec eux que l'ataxie, l'adynamie et l'éruption *suî generis* du tube intestinal.

L'invasion de la fièvre typhoïde a lieu souvent de la manière la plus insidieuse. Il faut un tact exquis, une expérience consommée, pour reconnaître toujours son existence dès le début. Elle peut se présenter d'abord sous la forme d'une inflammation locale quelconque, d'une gastrite, d'une bronchite, d'une angine, etc., etc. Nous l'avons vue se produire brusquement, après une courbature de peu de durée, par une violente fièvre inflammatoire. Dans les cas graves, le mal débute par un violent mal de tête avec nausées et syncope. En général, voici quels sont les prodromes : le sujet se sent mal à l'aise, sans pouvoir définir ce qu'il éprouve. Il est las ; il dort mal ; il n'a pas d'appétit ; il saigne du nez, ce sont quelques gouttes d'un sang noirâtre ; il a la tête lourde, des vertiges, les idées embrouillées, les jambes tremblantes ; il sent le besoin de se mettre au lit. Les deux premières nuits, le sommeil est troublé par des cauchemars pénibles. Le surlendemain, le malade ne se plaint plus ; il répond à la longue, et dit d'un ton bref qu'il va bien. La face est vultueuse ; les yeux sont brillants et animés ; les artères battent, le pouls est plein, large ; les lèvres sèches, la soif vive, la langue blanchâtre, picotée de points rouges ; le ventre ballonné : il y a de la constipation ; les urines sont rares et foncées.

Du troisième au sixième jour la stupeur augmente. Le malade ne répond que difficilement et à des demandes instantes, mais toujours d'une manière sensée et lentement. Il balbutie ; la langue tremblote, elle devient sèche, épaisse, se recouvre d'un enduit brunâtre. Le ventre se ballonne davantage, paraît indolent, si ce n'est dans la fosse iliaque droite, où le malade accuse une vive douleur, en poussant un gémissement lorsqu'on y presse avec la main. La peau est sèche, brûlante. On aperçoit çà et là sur le tronc quelques papules rosées de la forme de très-petites lentilles. Plus tard on observe sur le cou une éruption de vésicules arrondies, transparentes, limpides, semblables à des gouttelettes de rosée, qui disparaissent au bout de trente-six ou quarante-huit heures, laissant de petites pellicules blanchâtres. Quelquefois les sudaminas ne sont pas appréciables, et l'on ne remarque que la poussière farineuse. Le malade reste couché sur le dos sans mouvement. On observe seulement une contraction clonique des doigts et un soubresaut des tendons de l'avant-bras. L'atmosphère de la chambre est imprégnée d'une odeur *suî generis* qu'on ne saurait définir, mais qui dénote aussitôt au praticien expérimenté la présence d'une fièvre typhoïde.

Vers cette période, le mal commence à revêtir une des trois formes que nous avons mentionnées. — Si le cerveau se prend, tous les symptômes sont dominés par le désordre de cet organe; on croirait avoir affaire à une fièvre cérébrale : fureur, convulsions, cris, chants, turgescence de la face, yeux hagards, dilatation ou resserrement des pupilles, tremblement, rougeur de la langue, tension du pouls jusqu'au moment du collapsus général qui précède l'agonie.

Si le poumon s'affecte d'une manière spéciale, on confondrait facilement cet état avec la pneumonie adynamique des vieillards. Une toux grasse amène d'abord une expectoration gélatineuse, adhérente au vase, d'une couleur rosée, qui prend peu à peu une teinte brune, puis lie de vin, puis de jus de pruneaux, et devient fluide. Les traits de la face s'altèrent vite, le nez s'effile, les tempes s'aplatissent, le pouls est filiforme ; la vie s'éteint rapidement, sans autre réaction appréciable qu'un léger mouvement fébrile le soir, avec rougeur âcre, violacée des pommettes.

La forme abdominale est la plus fréquente et la moins dangereuse. Dans celle-ci on ne voit aucun phénomène morbide s'ajouter aux symptômes de la première période, qui continue à se développer progressivement. La peau devient plus sèche et d'une chaleur encore plus âcre. Les papules rosées brunissent, se multiplient surtout au tronc. Nous en avons observé jusque sur les mains. La stupeur devient complète ; le malade ne répond à aucune question et se montre insensible à tous les excitants. Les lèvres sont sèches et noirâtres, ainsi que les gencives et la langue ; les dents sont comme enduites d'un vernis mat ; le ventre est ballonné. Alors une diarrhée colliquative succède ordinairement à la constipation tenace du début.

On peut rattacher à ces trois formes morbides principales tous les états typhoïques ; mais il serait impossible d'en décrire toutes les variétés. Du reste, cet exposé n'aurait aucune utilité pratique. — L'important est de savoir reconnaître la présence de l'infection spéciale ; de distinguer au début les affections typhoïdes de celles qui ne le sont pas. Voici quelques signes distinctifs qui permettront de faire ce discernement. La réaction inflammatoire de la fièvre typhoïde se manifeste tout d'abord avec intensité, et cède bientôt à une dépression des forces. Dans les maladies aiguës simples c'est le contraire qui a lieu ; l'excitation va en augmentant progressivement jusqu'au point d'acmé. Dans la fièvre typhoïde, le patient ne se plaint pas ; il répond tardivement et d'une manière vive, prompte ; ses yeux sont brillants, animés d'une excitation étrange, comme dans la folie aiguë. Dans les affections inflammatoires simples, le malade s'agite, se plaint, regarde et répond d'une manière naturelle. On observe qu'après un mouvement fébrile général le mal se localise, laissant plusieurs appareils organiques en leur état normal. Dans la fièvre typhoïde, au contraire, l'économie entière ne tarde pas à être affectée. On n'y remarque pas cet ensemble de phénomènes morbides, d'un développement régulier, propre aux fièvres inflammatoires; mais l'œil du médecin exercé reconnaît bien vite ce désordre fonctionnel que les anciens désignaient sous le nom d'ataxie. Le regard est animé et les traits indiquent la stupeur; la langue est sèche, aride, la peau brûlante, et il n'y a pas de soif; le pouls variable, large et lent, petit et vite, sans cause appréciable. Un génie morbide puissant domine la réaction vitale et la bouleverse à son gré.

Distinguer au début de son développement l'affection typhoïde de celle qui ne l'est pas, est une des difficultés de la pratique. On voit tous les jours des médecins réputés habiles et éclairés méconnaître ce caractère jusqu'à une des périodes les plus avancées, et prescrire une médication homicide, dont ils se seraient bien gardés s'ils avaient su apprécier la véritable nature de la maladie. Il y a peu de jours, deux enfants condisciples tombaient malades, se plaignant l'un et l'autre de malaises indéfinis avec douleur à la pression dans la fosse iliaque droite. L'un d'eux, d'après l'avis de son médecin, se laissa appliquer des sangsues sur cette région, et mourut le surlendemain. L'autre dut prendre un purgatif. Cependant on me fit appeler. Cet enfant, naturellement vif, avait l'œil morne, l'air abattu, le teint jaunâtre, la langue sale, le pouls lent. Il se plaignait de lassitude générale, embarras de la tête, manque d'appétit, constipation ; il venait de perdre par le nez quelques gouttes d'un sang très-noir. Le ventre, légèrement rénitent, était douloureux à la pression dans la fosse iliaque droite. Sous l'influence des médicaments appropriés, la maladie parcourut régulièrement ses périodes en une quinzaine de jours. Aucun des phénomènes caractéristiques ne manqua.—La langue, sale, devint sèche et rugueuse, les dents et gencives fuligineuses. Il y eut d'abord des selles diarrhéiques peu abondantes et fétides, puis de la constipation, des soubresauts de tendons aux avant-bras ; quatre ou cinq pétéchies sur le tronc. Vers la dernière période, une éruption très-passagère de sudamina au cou ; peau sèche brûlante ; pouls large, dépressible, d'une fréquence normale ; engouement du poumon droit avec râle muqueux, sifflant. Les urines, d'abord très-claires, présentèrent un épéorème qui descendit peu à peu, et fit place à un dépôt sablonneux abondant. Le teint était animé et les réponses lentes. Il ne manquait aucun des traits propres à la fièvre typhoïde abdominale. Cependant le médecin de l'endroit, ancien praticien très-connu, très-estimé, très-savant d'ailleurs, voulut persuader aux parents que leur enfant n'avait pas eu l'ombre d'une fièvre typhoïde, mais bien un état morbide insignifiant, quelque embarras gastrique. Sans doute il aurait prescrit purgatif ou sangsues, peut-être l'un et l'autre. Sans doute aussi le pauvre enfant aurait éu le sort de son condisciple, ou la maladie, aggravée par un traitement intempestif, l'aurait conduit aux portes du tombeau, à travers les liniments, emplâtres, vésicatoires, drogues, potions de tout genre que la médecine allopathique, à bout de vraies ressources, accumule alors sur ses patients, sans règle et sans mesure. Quel contraste n'offre pas cette médication avec le traitement spécifique, lequel procède d'une manière toujours régulière, d'après la nature des symptômes, épargne les forces vitales, sollicite doucement la réaction, conduit la maladie à travers les accidents les plus fâcheux sans rien ajouter à sa gravité; la prenant au début, la réduit souvent à n'être qu'une légère indisposition, et ne permet presque jamais qu'elle ait des suites funestes !

Cette assertion, je le sens bien, ne trouvera pas facile créance. Comment! dira-t-on, le moindre accident, le moindre malaise peut, dans certaines circonstances, occasionner la mort, et vous prétendez enlever tout danger à une des plus graves maladies ! Entendons-nous. — On peut mourir d'une piqûre, d'un refroidissement, d'un rien. — On peut mourir de la fièvre typhoïde, traitée homœopathiquement. Il y a quelquefois des circonstances combinées qui entraînent fatalement, irrésistiblement, au tombeau. Ces circonstances accessoires, exceptionnelles et seules fâcheuses, ne peuvent faire appeler dangereuse une maladie qui ne l'est pas par elle-même. Eh bien, nous disons que la fièvre typhoïde prise à temps et traitée par la méthode homœopathique n'offre aucun danger. Sur soixante et dix à quatre-vingts cas que nous avons traités jusqu'à présent, et dont une partie nous fut confiée à une période avancée du mal, aucun n'a péri ; tous ont guéri sans exception (1). Il y en avait cependant de tous les degrés, de toutes les variétés ; plusieurs semblaient être au-dessus des ressources de l'art, et ne laissaient plus d'espoir aux docteurs. C'est un fait que nous livrons aux sérieuses réflexions de nos confrères, — un fait positif. Car, enfin, la plus grande partie de ces malades appartenait à des familles connues de cette ville. Le démenti n'est point possible. Qui nous a confié jusqu'à présent un ty-

______

(1) Je ne puis compter comme insuccès deux cas de jeunes personnes atteintes de fièvre cérébrale par suite de suppression des menstrues, avec caractères typhoïques douteux, qui nous furent confiées à une période avancée, trois ou quatre jours avant leur mort, lorsqu'il y avait déjà convulsions, perte de connaissance et délire.

phoïque que nous ayons laissé mourir (1) ? Il nous répugnerait de publier ce résultat et de nous en prévaloir s'il provenait du bonheur ou d'un talent personnel ; mais comme tout le mérite en revient à une méthode, méthode trop peu connue, pas assez appréciée, nous devons insister sur ce fait et le proclamer hautement. A dire vrai, je ne pense pas qu'on puisse le présenter comme un résultat habituel. Il est très-probable que la proportion de mortalité doit être en

(1) Depuis que nous avons écrit ces lignes, ce malheur nous est arrivé, et avec des circonstances qu'il importe de mentionner. Deux jeunes gens appartenant à la même famille revenaient, tout maladifs, à Lyon, chez leurs parents, arrivant de la ville voisine de T..., où régnait la fièvre typhoïde. Ils ne tardèrent pas à se mettre au lit et à présenter tous les caractères de la maladie, dont ils guérirent très-bien en peu de temps, sous l'action des remèdes homœopathiques. Mais au plus fort du mal, un de leurs frères, qui était dans un pensionnat dont l'état sanitaire ne laissait rien à désirer, et qui se portait lui-même très-bien, vint leur faire visite, et ne tarda pas à être atteint de la fièvre typhoïde. La maladie suivait son cours régulier et paraissait devoir se terminer comme les deux précédentes, lorsqu'à la suite d'un aliment donné sans permission, au moment où les urines commençaient à déposer, le délire survint tout à coup, le pouls devint d'une faiblesse alarmante, et la peau d'une sécheresse âcre et brûlante. Les urines changèrent aussitôt de nature ; elles ne présentèrent plus qu'un énéorème suspendu, et la mort survint bientôt. Ce fait donnerait à penser que la fièvre typhoïde pourrait bien être contagieuse. Il montre la nécessité de consulter les urines pour prescrire l'alimentation, et la justesse des indications fournies par ce liquide sécrété. Je dois faire observer en outre que ce pauvre jeune homme était atteint depuis plusieurs années d'une dartre vive de la face qui avait résisté à toutes les médications. Cette disposition psorique invétérée a sans doute rendu moins efficace l'action des remèdes homœopathiques.

général de trois ou quatre pour cent, et déjà notre école possède des documents suffisants pour l'établir.

Cette redoutable maladie, soumise au traitement homœopathique, perd donc en grande partie non-seulement la gravité qui lui est propre, mais aussi celle qui lui est surajoutée par les médications empiriques, perturbatrices ou débilitantes, employées jusqu'à ce jour pour la combattre.

Traitement de la fièvre typhoïde.

L'école homœopathique possède de précieuses études cliniques sur cette maladie, celles entre autres du docteur Bartle, médecin militaire, qui employa la nouvelle méthode dans les hôpitaux pendant de longues années. Nous ne pouvons suivre un meilleur guide dans l'exposé du traitement de la fièvre typhoïde ; nous y joindrons les résultats de notre propre expérience, le plus succinctement possible, afin d'offrir aux praticiens allopathes, en peu de pages, des indications sûres et précises.

Sous le rapport thérapeutique, on peut diviser le cours de l'affection typhoïde en trois périodes :

La première, que nous appellerons *période végétative* ou des *prodromes*, réclame, d'après l'appareil symptomatique, les remèdes suivants : *pulsatil.*, *nux*,

mercur., *dulcam.*, *bryon.*, *rhus*, *ipeca.*, *veratrum*,
digital. et china.

On trouve en *pulsatil.* l'agent le plus efficace chez
les constitutions flasques, lymphatiques, lorsqu'il y a
prédominance de frissons, absence de soif et d'appétit, bouche mauvaise, langue blanche, nausées, vomissements de mucosités, selles muqueuses, disposition morale chagrine, pleureuse. On l'administre à
la 6° dilution, une goutte dans de l'eau distillée toutes
les douze, six ou trois heures.

Lorsque les symptômes bilieux ou gastriques pré-
dominent avec ténesme ou constipation, on emploie
la *nux v.* de la 3ᵉ à la 12ᵉ dilution, deux fois par jour,
en globules ou en gouttes, indifféremment.

Mercure se montre particulièrement efficace chez
les individus à constitution nervoso-lymphatique, dé-
licats et affaiblis, avec mine pâle, jaunâtre, langue
chargée d'un enduit très-épais, goût putride, fade,
peu de soif, sensibilité douloureuse de l'épigastre et
de la région hépatique ; *selles copieuses, liquides, flo-*
conneuses, un peu sanguinolentes. On administre un
grain de la première ou seconde trituration, toutes
les deux ou trois heures. Sous l'influence de ce médicament, les selles diminuent de fréquence, deviennent bilieuses, moins aqueuses ; la sensibilité
douloureuse de l'abdomen disparaît peu à peu, et

avec elle tous les autres symptômes morbides. On emploie de préférence le *merc. solubilis*. Nous avons tout lieu de croire que cette substance prévient quelquefois la formation des ulcérations intestinales.

Dulcamara réussit quand la maladie a été précédée d'un refroidissement (chaud et froid), quand il y a langue nette, absence d'état gastrique, selles jaunâtres, fluides, accompagnées de borborygmes, torsions, tranchées, pression dans le ventre, abdomen douloureux, surtout à la région du nombril. Ce médicament donné à la 1ʳᵉ dilution, une goutte toutes les trois ou six heures, fait bientôt cesser les douleurs abdominales, rend les selles moins fréquentes et plus consistantes, provoque une sueur générale, pendant laquelle la fièvre se dissipe.

Bryon. est indiqué lorsque la maladie menace de passer au deuxième degré, et qu'il y a déjà quelques manifestations nerveuses : céphalalgie déchirante, battante, élançante, dégoût, nausées, renvois, langue blanchâtre, bouche amère, sécheresse de la gorge, soif, éruptions vésiculeuses aux lèvres et dans la bouche, tension crampoïde à l'estomac, sensibilité de l'épigastre à la pression, ventre douloureux, émission de vents, constipation, urine rare et trouble, voix faible et rauque, toux matinale, élancées et points de côtés en toussant et en respirant profondément, douleurs dans les jointures et les membres, lassitude accablante ; on la donne de la 3ᵉ à la 12ᵉ dilution, une goutte toutes les trois heures.

Rhus convient lorsqu'il y a embarras de la tête, élancées dans le cerveau, chaleur sèche, brûlante, élancements dans la tête, tension et roideur dans la nuque, aggravées le soir et par le mouvement. Ce médicament convient encore lorsqu'il y a douleurs erratiques dans la nuque et les seins avec fatigue et lassitude des membres, à l'état le plus aigu de la première période, lorsque les symptômes nerveux commencent à se manifester, lorsqu'il y a langue couverte d'un enduit, diarrhée avec borborygmes, frissons, vertiges avec occlusion des paupières, alternation de colorations de la face, sécheresse de la gorge, vomissement des ingesta, baillement, tête entreprise et lourde, pression sur les yeux, impressionnabilité douloureuse par le bruit et la lumière, somnolence, affaiblissement de la mémoire, tendance au délire, lèvre inférieure et langue noirâtres : de la 3ᵉ à la 12ᵉ dilution, une goutte toutes les deux ou trois heures.

Ipécacuanha réussit dans les cas qui revêtent un caractère très-gastrique avec état cholériforme, déjections fluides d'un vert clair : de la 1ʳᵉ à la 3ᵉ dilution, une goutte souvent répétée.

Veratrum alb. s'est toujours montré d'une grande efficacité lorsque l'affection débute par des vomissements et déjections fluides avec froid des membres et

sueurs froides. Dans un cas qui appartenait à la seconde période, où les extrémités jusqu'aux coudes et
aux genoux étaient froides comme le marbre et recouvertes de pétéchies, le pouls à peine sensible, le
ventre extrêmement douloureux, avec selles et mic-
tions involontaires, ce médicament fut le seul efficace. Il fut administré à la 6ᵉ et à la 12ᵉ dilution en
globule, d'abord toutes les deux heures, puis à une
et deux heures d'intervalle. Ce fâcheux appareil
symptomatique se modifia promptement ; les pétéchies persistèrent, il est vrai, pendant une quinzaine
de jours.

La *digitale* trouve son application chez les constitutions nerveuses lymphatiques, lorsqu'il y a dilatation des pupilles, langue tout à fait nette, pouls lent
et régulier, dépression des forces, pression et plénitude de l'épigastre, dégoût, mal de cœur et même
vomissements : de la 1ʳᵉ à la 3ᵉ trituration, un grain
toutes les trois heures.

China est indiqué lorsque la maladie prend l'apparence d'une fièvre lente (schleichend) : pâleur de la
face, céphalalgie, trouble de la vue, bourdonnement
d'oreille, faiblesse de l'ouïe, langue enduite, sécheresse et mauvais goût de la bouche, soif, nausées,
pression à l'épigastre, qui est sensible au toucher ;
ballonnement et sensibilité du ventre ; selles aqueuses,
lientérie, urines rares, gêne de la respiration, pres-

sion sur la poitrine, douleurs élançantes, déchirantes dans les membres ; anxiété, insomnie, froid surtout aux mains et aux pieds. De la teinture, à la troisième dilution, on fait prendre une goutte toutes les trois heures.

Dans la seconde période, que plusieurs praticiens désignent par le nom de période animale (1) ou gastrique inflammatoire, l'on doit avoir recours aux moyens suivants : *Pulsatil.*, *mercurius dulcis*, *bryonia*, *rhus.*, *acide phosph.*, *camomille*, *belladone*, *aconit*, *calcar*, *carb.*, *coccul.*, *hyosciam.*, *sulfur*, et à l'application des procédés hydrothérapiques.

Pulsatil. chez les constitutions molles et relâchées avec peu ou pas de soif, malaises gastriques, teint pâle ou jaunâtre, tempérament phlegmatique, disposition morale inquiète, chagrine ; bouche amère, langue couverte d'un enduit blanchâtre ou verdâtre, anorexie, vomissements glaireux : de la 3ᵉ à la 6ᵉ dilution, une goutte (dans de l'eau distillée) trois ou quatre fois pendant les vingt-quatre heures.

Mercurius dulcis convient dans les états gastriques mal déterminés : sensibilité douloureuse de tout l'abdomen, selles aqueuses presque incolores ou mêlées de matières floconneuses ou comme de la lavure de

____

(1) Cette expression est particulière aux théories physiologiques des Allemands ; ils s'en servent par opposition à l'épithète de *végétatif* qu'ils donnent à la période des prodromes.

chair, et ayant lieu le plus ordinairement la nuit. Il faut cesser son emploi lorsque la langue devient sèche et que le délire se manifeste ; il faut donner des premières triturations, un grain toutes les deux ou trois heures. Sous l'influence de ce médicament, les selles deviennent bilieuses, plus consistantes, moins fréquentes ; la sensibilité douloureuse de l'abdomen se dissipe, et avec elle tous les autres symptômes morbides.

Les cas où la *bryone* se montre le plus efficace sont ceux qui revêtent le caractère de *febris nervosa versatilis* ou typhus cérébral, lorsqu'un fort délire est accompagné de chaleur fébrile intense, soif vive avec sécheresse de la bouche et éruption vésiculeuse dans l'intérieur de cette cavité ; épigastre sensible à la pression, ballonnement du ventre, urine foncée, élancées dans les côtés de la poitrine en toussant et respirant fort ; somnolence pendant le jour, agitation nocturne pouls petit, mou ; sueurs visqueuses, tremblement des mains : de la 3ᵉ à la 12ᵉ dilution (une goutte dans de l'eau distillée, toutes les deux à trois heures). Le vieux homœopathe de Presbourg, docteur Anelli a toujours trouvé dans sa longue pratique cette indication de la bryone. Voici ce qu'il me dit à ce sujet : « Les fièvres typhoïdes sont fréquentes à Pres-
« bourg et y revêtent un caractère propre assez con-
« stant. Elles débutent ordinairement par un froid

« très-vif, accompagné de vertiges qui durent environ
« une heure. Il est remplacé par une forte chaleur
« qui persiste pendant deux jours, en diminuant peu
« à peu ; puis vient du délire, perte de connaissance,
« et le malade s'éteint insensiblement au bout de
« quelques semaines dans un état de profonde stu-
« peur. Ce qu'elles présentent de plus remarquable,
« c'est l'absence de symptômes abdominaux. Sous le
« traitement allopathique, la plupart des cas ont eu
« une terminaison funeste ; il en est de même lors-
« qu'ils sont livrés aux seules ressources de la nature.
« Alors, si la guérison doit avoir lieu, il survient vers
« le vingtième jour une surdité complète ; ce phéno-
« mène critique de bon augure se manifeste déjà au
« cinquième jour par le traitement homœopathique,
« sous l'influence duquel la mortalité se réduit presque
« à zéro. *Bryone* est le médicament indiqué, et suffit
« souvent seul pour amener la maladie à bonne fin. »

Rhus convient dans toutes les périodes de la maladie. Il est surtout indiqué lorsque l'ensemble symptomatique revêt le caractère de *febris nervosa stupida*,
comme aussi lorsque les déjections alvines sont extrêmement copieuses. C'est un des plus puissants médicaments ; il relève les forces en arrêtant ou modérant
la funeste diarrhée colliquative, et diminue l'intensité
de la congestion cérébrale. On l'administre comme la
bryonia, avec laquelle il a la plus grande analogie.

L'état de prostration avec demi-perte de connaissance, altération scorbutique de la muqueuse buccale, extrême lenteur dans les réponses et les mouvements, diarrhée aqueuse, colliquative, réclament l'*acidum phosphor.* : de la 1re à la 3e dilution, une goutte toutes les deux heures, dans de l'eau distillée. Ce médicament nous a fourni, à mon père et à moi, les plus belles cures de fièvres typhoïdes; nous devons ajouter aux indications données par Bartle : le grand nombre de pétéchies (1), les sueurs profuses; constitution blonde, délicate, peau blanche.

Les divers groupes symptomatiques suivants déterminent l'emploi de la *camomille* : rougeur et chaleur fébrile des joues vers l'après-midi, avec gonflement des parotides, rougeur et sécheresse de la muqueuse buccale, langue fendillée, couverte d'un enduit, goût putride et amer, haleine fétide, soif vive d'eau fraîche ; lorsqu'il y a nausées, vomissements amers, pression sur l'estomac, coliques, sensibilité très-vive de l'abdomen à la pression, selles aqueuses jaune verdâtres, urine avec dépôt floconneux jaunâtre ; lorsqu'il y a raucité catarrhale, râle muqueux dans la poitrine, chatouillement dans la trachée qui provoque la toux ; oppression, insomnies, état soporeux avec soubresauts,

_____

(1) Taches plates, saillantes, d'un brun clair, et bien différentes des pétéchies proprement dites.

rêves vifs, pression sur le sternum, élancées, brûlement dans la poitrine, subdelirium, chaleur sèche, fébrile, anxiété, irritation nerveuse, soupirs, gémissements : 6e dilution, deux à quatre fois dans les vingt-quatre heures.

Belladone est indiquée dans les cas inflammatoires où le pouls est plein, dur, fréquent, le battement des carotides sensible, la face animée, vultueuse, la peau chaude et sèche, la langue rouge, sèche, la soif vive, le ventre météorisé, l'urine trouble foncée ; lorsque le malade se plaint du mal de tête ou lorsqu'il est étendu délirant, les yeux brillants et fixés, cris, agitations pendant le sommeil, rêves effrayants, carus : de la 3e à la 12e dilution. C'est très-avantageux d'alterner avec l'aconit 3e toutes les deux à trois heures, lorsque persiste la chaleur fébrile intense, accompagnée de selles fluides involontaires. Ces médicaments provoquent d'ordinaire une transpiration qui est le prélude d'une amélioration générale.

Bartle emploie volontiers *calcarea carb.* à la fin de la seconde période ou au commencement de la troisième, lorsque les ulcères intestinaux paraissent se former, et que la diarrhée ne cède point aux substances homœopathiquement indiquées. Il administre ce remède tantôt seul (à la 30e dilution, une goutte deux ou quatre fois dans les vingt-quatre heures), tantôt alterné avec le médicament qui répond le mieux à l'ensemble des symptômes; la répétition est alors plus fréquente (six à huit fois dans le jour). C'est l'alternation avec la belladone qui donne les meilleurs résultats. On débute par la 30e dilution. S'il n'y a pas d'amélioration dans les vingt-quatre heures, on descend jusqu'à la 24e, 18e, 12e, et quelquefois même à la 6e. Le mieux se manifeste par une diminution dans la sensibilité de l'abdomen, dans le météorisme, l'agitation et l'anxiété; les selles deviennent plus consistantes et plus rares.

Le *phosphore* est employé avec succès vers la fin de la deuxième période, lorsqu'il y a des engorgements sanguins des poumons (hépatisation) avec oppression et anxiété. Dans les pneumonies typhoïdes, lorsque l'aconit 3e répété n'amène aucune amélioration, que l'expectoration devient sanieuse, fétide, le phosphore est parfaitement indiqué. La dose qui convient est de la 6e à la 12e dilution, une goutte, trois ou quatre fois par jour.

Bartle a souvent obtenu du *sulfur* des effets prompts et très-heureux dans les cas où *rhus*, *bryone*, *acidum phosphoricum* avaient été administrés sans résultat. Les indications de ce remède sont : mine très-pâle, yeux ternes, éruptions aux lèvres démangeantes, brûlante sécheresse de la bouche, selles aqueuses, le plus souvent nocturnes; toux sèche, plus marquée le soir et la nuit, élancées dans la poitrine; oppression, insomnie, sommeil inquiet, agité ; chaleur sèche de la peau, avec pouls tranquille. De la deuxième trituration un grain, une ou deux fois par jour.

Pulsatil. 12ᵉ dilution et *cannabis* de 1ᵣᵉ à 3ᵐᵉ se montrent efficaces dans la rétention d'urine ou dans l'émission douloureuse et pénible. *Hyosciamus* fait cesser soit le fréquent besoin d'uriner, soit l'impossibilité de le satisfaire. Il faut l'administrer de la troisième à la neuvième dilution.

Acon. et *bellad.* conviennent très-bien dans le début de la fièvre, lorsque se manifeste l'inflammation des parotides. Toutes les fois que Bartle a eu affaire à des gonflements inflammatoires des parotides qui ne tendaient pas à se résoudre, il est parvenu à opérer cette résolution au moyen de *belladona* 12ᵉ à 6ᵉ dilution, et dans certains cas réfractaires par *bellad.* 12ᵉ, alternée avec *calcarea carbon.* 12ᵉ à 30ᵉ dilution. La résolution des glandes, suivie de la convalescence, a toujours été le résultat de ce traitement.

Acon. et *bellad.*, soit seuls, soit alternés, amènent ordinairement la résolution des amygdalites, surtout lorsque l'inflammation est phlegmoneuse et la rougeur foncée. Lorsque la rougeur est plus pâle et que les tonsilles sont recouvertes de petits ulcères blafards, la *bryone* se montre plus efficace.

La *belladone* à la 6ᵉ dilution procure en général le sommeil, et mieux que toute autre substance.

Pulsat., *rhus* et *sulfur*, sont employés avec succès dans les saignements de nez, chacun dans l'ensemble symptomatique qui le réclame, ou concurremment avec le remède approprié à l'ensemble des symptômes. Bartle employa les dilutions les plus basses contre cet indice de la dissolution du sang.

Quant au traitement par l'eau froide, l'extension qu'a prise aujourd'hui ce procédé thérapeutique m'engage à rapporter textuellement ce qu'en dit le docteur Bartle (1) : « L'eau pure, froide, produit une meilleure sanguification, et, administrée comme boisson, elle procure aux fiévreux le plus agréable rafraîchissement ; employée modérément à l'extérieur, elle vivifie et reconforte le système nerveux ; elle favorise la réaction ; elle rend l'économie plus sensible à l'action des remèdes homœopathiques ; elle provoque les crises par les urines et surtout par les sueurs ; elle aide puissamment à l'action des médicaments administrés dans ce but. Il arrive souvent que, vers la fin de la seconde période, les substances les mieux indiquées n'amènent aucun changement favorable, et produisent même des aggravations (2) fâcheuses : alors

(1) Voyez, le chapitre consacré à la méthode hydrothérapique, dans le tome II, de l'*Histoire de l'homœopathie*.

(2) Pour ce qui concerne l'aggravation, voyez la fin du second volume.

on obtient de l'emploi de l'eau fraîche intérieurement
et extérieurement des mouvements critiques salutaires, et sous cette influence l'aggravation médica-
menteuse fait place aux effets curatifs.

« L'emploi des procédés hydrothérapiques non-
seulement ne nuit pas à l'action des remèdes homœopathiques en général, mais il lui est un très-utile auxiliaire dans le traitement des fièvres typhoïdes graves.
L'application simultanée des deux méthodes détermine d'abondantes sueurs qui délivrent l'organisme
des fluides altérés et morbides, et rétablit par là l'é-
quilibre des fonctions.

« Le malade peut, depuis le commencement de la
maladie jusqu'à la fin, se désaltérer aussi souvent qu'il
lui plaît avec de petites quantités d'eau fraîche, en
gargariser sa bouche sèche et brûlante, recouvrir de
compresses mouillées sa tête chaude et souffrante,
laisser sur le ventre météorisé et douloureux des linges
trempés et bien exprimés qu'il doit renouveler souvent. Dans la constipation et la diarrhée, il peut faire
usage de clystères froids; lorsqu'il se plaint d'une
forte chaleur, sèche, générale, il se fait faire des lotions et frictions rapides sur tout le corps, et quand
cela ne suffit pas, il doit se laisser emmailloter dans
un drap mouillé. Aussi longtemps qu'il ne se manifeste pas de diarrhée, le malade peut ingurgiter de
l'eau en aussi grande quantité qu'il lui plaît; mais

aussitôt que le dévoiement survient, il faut en modérer l'usage, de peur d'augmenter les déjections. Il faut alors apaiser la soif, la sécheresse et la chaleur du gosier par de fréquents gargarismes. Les fortes congestions cérébrales avec céphalalgie et sécheresse de l'enveloppe cutanée réclament l'application souvent renouvelée de compresses faiblement exprimées. Il en résulte toujours pour le malade un très-grand soulagement. La déperdition considérable de chaleur prévient les réactions cérébrales énergiques et par là dangereuses. Dans le météorisme avec sensibilité douloureuse de l'abdomen, on recouvre tout le bas-ventre de compresses mouillées ; on les exprime fortement, et on ne les renouvelle que lorsqu'elles sont près d'être sèches. Il faut les recouvrir exactement d'un linge sec ou même d'une large bande de toile cirée. Il en résulte une condensation des gaz abdominaux, par conséquent diminution du météorisme, et une amélioration marquée dans la sensibilité douloureuse de la partie.

« Contre la constipation opiniâtre on commence par faire usage de lavements d'eau tiède, puis d'eau fraîche, lesquels n'ont jamais manqué de produire l'effet désiré. S'il survient du dévoiement, on mêle de l'amidon au liquide du lavement, la valeur d'une drachme par deux onces d'eau qu'on administre après chaque déjection. On diminue ainsi d'une manière très-appréciable l'irritation du gros intestin. Ainsi que je l'ai dejà dit, si vers la fin de la seconde période les remèdes homœopathiquement indiqués n'amènent pas de réaction favorable, si l'intensité de la chaleur sèche ne diminue pas, et si les exacerbations du soir deviennent plus fortes, j'ai recours à l'emploi extérieur de l'eau froide pour provoquer des sueurs critiques. A cet effet, je choisis le moment de la plus grande chaleur, je fais déshabiller complétement le malade, puis frotter vivement avec une éponge imbidée d'eau tiède d'abord, et ensuite d'eau fraîche. On l'essuie aussitôt après et on le remet au lit. Ce procédé n'est pas toujours suffisant; alors je fais mettre le patient dans une cuve ordinaire, où on l'asperge, à plusieurs reprises, avec de l'eau dégourdie, puis avec de l'eau tout à fait froide, en même temps qu'on lui frictionne tout le corps avec la paume des mains (moyen plus doux et plus efficace que les frictions avec le linge, et recommandé par Priestniz). L'amélioration se manifeste par une diminution permanente de la chaleur; la respiration devient plus facile, la circulation plus libre, le pouls normal, le sommeil paisible. Dans cet état, on enveloppe le patient d'un drap mouillé bien exprimé, doublé d'une couverture sèche; on le recouvre chaudement, et l'on attend patiemment l'apparition de la sueur. Si au bout d'une heure elle ne se produit pas, on renouvelle l'application du drap mouillé, et l'on attend une heure encore ; alors, au cas où la sueur ne vient pas et que la chaleur augmente, on renouvelle les aspersions froides suivies de l'emmaillotage jusqu'à ce que l'on ait déterminé la sudation. Elle est ordinairement abondante et répand une odeur forte. Cette hypersécrétion amène en général la solution de la maladie. On a soin, pendant l'emmaillotage, d'entretenir des compresses fraîches sur la tête, tandis que les pieds n'ont que des enveloppes sèches. Le drap mouillé ne doit pas dépasser les chevilles.

« Lorsque la chaleur est intense, il faut renouveler les lotions et l'emmaillotage toutes les deux heures, quelquefois toutes les heures. Lorsque le météorisme est très-fort, il faut combiner les compresses froides sur le ventre avec l'enveloppe générale du drap mouillé. Quand la sueur est produite, il faut l'entretenir par de fréquentes boissons de crèmes claires, de bouillon et d'eau qui a séjourné pendant quelque temps dans l'appartement. Aussitôt que les sueurs diminuent ou qu'on juge à propos de les faire cesser, on doit laver et frictionner tout le corps avec de l'eau tiède, mettre le malade dans un lit propre, le couvrir modérément, et cesser tout à fait l'usage des procédés hydrothérapiques. Il faut renouveler souvent l'air de la chambre, comme aussi l'appareil du lit. »

Dans la troisième période de la maladie sont indiqués les remèdes suivants : *Bryon., rhus, acid. phos-phor., opium, calcarea carb., nux vom., hep., sulf., acon. phosph., china, metallum, camom., arnica, acid. nit.* et les moyens hydropathiques.

Bryon. se montre efficace dans les cas de violent délire, forte chaleur fébrile, soif vive, grande sécheresse, petites vésicules et ulcères dans la bouche et sur les lèvres, gonflement douloureux de l'épigastre, ventre sensible au toucher, émission involontaire des urines et des matières fécales, accablement, dépression morale, somnolence sans sommeil, plaintes, marmottements, subdélirium, agitation, éruption miliaire : de la 3ᵉ à la 12ᵉ dilution, une goutte dans de l'eau distillée, toutes les trois heures.

Le *rhus* s'administre ordinairement avec la *bryon.*; on les alterne de deux jours l'un. Il convient surtout lorsque le malade est dans un état de sopor et d'anéantissement, avec faiblesse extrême qui lui empêche de faire le moindre mouvement, diarrhée aqueuse très-abondante, selles et urines involontaires. Il convient encore lorsque la dissolution du sang fait de rapides progrès qui se manifestent par des épistaxis et des éruptions pétéchiales. On le donne depuis la 3ᵉ jusqu'à la 15ᵉ dilution. *Acid. phos*, doit être alterné avec le *rhus* dans la stupeur générale de tous les organes, lorsque la langue est sèche et fendillée, les dents couvertes d'un enduit, les lèvres noirâtres, la toux fréquente et sèche, décubitus constant, délire continu ou marmottement sourd, carpologie, regard fixe, envie de s'enfuir, peau sèche et brûlante, selles aqueuses, abondantes, involontaires; pouls fréquent, faible, intermittent. La dose habituelle est une goutte des premières dilutions administrée huit ou dix fois dans les vingt-quatre heures. Dans les cas désespérés, où la prostration approche de l'agonie, on prescrit l'acide phosphor. en concentration, de deux à six gouttes dans quelques onces d'eau distillée à prendre par cuillerées à café. On administre cette préparation en lavement contre les hémorrhagies intestinales.

La *belladone* jouit de la propriété spéciale d'imprimer souvent à la maladie une modification profonde, une direction différente et favorable. On l'administre ordinairement à la 6ᵉ dilution, quelquefois à la 12ᵉ, plus rarement à la 1ʳᵉ; ce médicament est, du reste, indiqué par l'éréthisme général, le délire violent, une forte chaleur interne et externe, rougeur et gonflement de la face, langue sèche, absence de sommeil; il convient encore lorsque le malade est dans un état soporeux, sans plaintes, sans besoins, si ce n'est celui de boire; gêne et quelquefois impossibilité de la déglutition, yeux fixes, brillants, bouche ouverte par le relâchement de la mâchoire inférieure, langue coriace, qu'il ne peut sortir de la bouche, surdité; boit

avidement et peu à la fois ; ventre tendu, selles et urines
involontaires ; tendance à glisser au bas du lit, à se
découvrir, à sortir les jambes, carpologie, somnolence sans sommeil, pouls intermittent. Belladone
s'est toujours montrée, dans ces cas, un des plus puissants agents médicamenteux.

Opium est donné avec beaucoup de succès dans
le coma profond, avec pouls lent, plein, mais dépressible, léger marmottement, carpologie, regard
fixe, peau rugueuse, langue sèche, selles fétides et
involontaires 2ᵉ et 3ᵉ dilut. :

La *calcarea carbonica* est indiquée dans le commencement de cette période, pendant la formation
des ulcérations intestinales. Il est souvent utile de
l'alterner avec rhus et belladone, suivant les cas. Elle
convient dans les fréquentes hémoptysies. On doit
débuter par la 30ᵉ dilution, et descendre progressivement jusqu'à la 6ᵉ. Si *calcar* ne fait pas cesser les
épistaxis, il faut recourir à *hepar-sulfuris calcar* aux
premières dilutions.

On administre la noix vomique lorsqu'il y a crampes
intestinales, constipation opiniâtre qui détermine des
congestions vers la tête ou vers la poitrine.

Dans la surexcitation du système artériel, on obtient
de très-bons effets de l'*aconit*. On l'alterne avec belladone dans les parotidites, et belladone avec calcarea

lorsque la réaction fébrile a cessé. Dans les points de côté avec fièvre, on alterne *aconit* avec *arnica* 3ᵉ dilution ou avec *bryonia*.

Vers la fin de la troisième période, lorsque le siége de la maladie semble être fixé sur la poitrine, qu'il y a congestion sanguine pulmonaire, hépatisation, et par suite dyspnée, points de côté, râle muqueux, expectoration abondante de mucosités sanguinolentes et même de sanie fétide, *phosphor.* se montre très-efficace (c'est avec *bryon.* le meilleur médicament contre la pneumonie typhoïque). De la 4ᵉ à la 12ᵉ dilution, une goutte dans de l'eau distillée, plusieurs fois le jour.

China réussit, dans la dernière période, à dissiper un état de sueurs nocturnes, accompagné d'affaiblissement progressif, constipation tenace, avec langue nette et indolence de l'abdomen.

Le *metallum*, ce puissant modificateur, que plusieurs praticiens ont préconisé dans le traitement des fièvres typhoïdes, n'a presque jamais été employé avec avantage par notre docteur Bartle : nouvelle preuve que les affections réunies sous la même dénomination pathologique sont loin d'être toujours identiques, que des nuances insignifiantes dans l'expression symptomatique peuvent être l'indice d'une différence profonde dans la nature du mal, et indiquer l'emploi de médicaments différents; d'où l'on doit conclure à la nécessité de prendre en considération tout l'ensemble des symptômes.

Voici ce que dit Bartle à propos du *metallum* : « L'emploi de cette substance, dans les cas que j'ai traités ici, n'a pas fourni en général de beaux résultats, bien que je l'aie administrée aux diverses dilutions et à dose répétée. Une fois seulement, où la fièvre devint lente (schleichend), et s'accompagna de copieuses selles liquides, précédées d'une sensation extrême de faiblesse (1), douleurs dans le ventre et soif vive, *metallum* 9ᵉ dilution , alterné avec camomille 6ᵉ, produisit un effet promptement efficace. Sous son influence, il se fit un gonflement dur dans le mollet, accompagné de vives douleurs, et qui mit fin à l'affection typhoïque. Le sujet ayant souffert autrefois de scrofules, je lui administrai chaque jour une goutte d'iode 2ᵉ dilution, qui fit disparaître le gonflement dur et la douleur. »

Lorsque l'acide phosphorique n'amène point d'amélioration dans les hémorrhagies intestinales, il faut employer *acide nitrique* seul ou alterné avec un autre remède homœopathiquement indiqué, à la dose d'une goutte des premières dilutions. On y joint l'application des compresses froides sur le bas-ventre. Si l'on n'obtient pas encore par ce moyen le résultat désiré,

(1) Ce phénomène est un symptôme caractéristique de ce médicament.

il faut administrer l'acide nitrique en lavement (quatre à six gouttes pour deux à trois onces d'eau) ; il est rare que les hémorrhagies intestinales ne cessent pas sous l'action de ce moyen ; mais lorsqu'on est obligé d'en venir au lavement, le cas est fort grave et presque toujours mortel. Dans les contusions du sacrum, on combine avantageusement les lotions d'eau alcoolisée ou les applications de cérat simple avec l'emploi des remèdes homœopathiques indiqués, qui sont le plus ordinairement *rhus, arnic., bellad., acid. nitr.*

L'eau froide produit de bons effets, même à la 3ᵉ période de cette maladie, dans les cas où les médicaments ne peuvent pas amener de réactions favorables. On en fait boire fréquemment par petites gorgées. Dans la congestion cérébrale et dans la tympanite douloureuse, on applique des compresses froides sur la tête et sur l'abdomen, qu'on renouvelle jusqu'à la disparition des symptômes et l'apparition de la sueur. Contre la diarrhée tenace on emploie des lavements amylacés, que l'on fait suivre de l'emmaillottage dans le drap froid, lorsque la peau est sèche, brûlante, ce qui est le cas le plus ordinaire. Si ce procédé ne suffit pas à produire la réaction désirée et que le malade reste dans un état de stupeur et d'insensibilité, on le met dans une cuve vide, on l'asperge d'eau fraîche, en même temps que plusieurs personnes le frottent avec les mains. On voit souvent

survenir, pendant cette médication, des urines ou des
sueurs abondantes ; la connaissance revient, la langue
se dépouille et s'humecte, les selles deviennent plus
consistantes et moins fréquentes, tous prodromes d'une
terminaison favorable. Dès lors, il faut cesser entièrement l'application des procédés hydrothérapiques,
et favoriser l'exhalation cutanée en couvrant chaudement le malade. S'il y a toux avec expectoration
épaisse, il faut s'abstenir d'eau froide, mais l'employer à une température tiède.

Divers états morbides persistent après la guérison
de l'affection typhoïde, et réclament un traitement
spécial ; ce sont : les hémorrhagies pétéchiales sous-
cutanées, la contusion ou ulcération de la peau du
dos, et surtout du sacrum par suite du décubitus, les
parotides, la surdité, les furoncles, les abcès métastatiques, la miliaire, une éruption analogue à la gale,
la diarrhée, la toux avec ou sans expectoration, des
sueurs nocturnes, l'œdème des extrémités inférieures,
et enfin la phthisie abdominale.

Il est rarement utile d'administrer des médicaments contre les épanchements sanguins cellulaires.
Ils se dissipent d'eux-mêmes sous l'influence d'un
bon régime et du rétablissement des forces. Cependant, lorsque la résorption traîne en longueur, on
peut l'activer beaucoup par l'administration de quelques doses d'*arnica*.

La *belladone*, répétée à de basses dilutions, modifie promptement l'inflammation de la peau du sacrum, produite par le long décubitus. Si la partie affectée tombe en gangrène, il faut recourir à *carb. veget.*, donné intérieurement aux dilutions élevées, en même temps qu'on saupoudre la plaie avec les premières triturations. *China, metallum* et *sulfur.*, à l'intérieur conviennent aussi lorsque *carbo. veg.* ne suffit pas pour arrêter les progrès de la gangrène. *China* favorise la formation des bourgeons charnus et la cicatrisation. *Silicia* est indiquée lorsque l'altération s'étend jusqu'au tissu osseux. Il faut joindre à l'usage de ces diverses substances médicamenteuses des lotions fréquentes le renouvellement de l'air et des linges.

Les parotides se résolvent sous l'influence de *belladona* et de *calcarea* alternés. Dans *belladona* alternée, suivant les cas, avec *sulfur.*, *lycopod.* ou *silicia*, on a un moyen efficace pour mettre un terme aux productions interminables des furoncles. *Belladona*, *hepar-sulfuris* conduisent à bonne fin les abcès métastatiques.

L'éruption miliairiforme réclame *rhus, bryon.* et *sulfur.* Il faut éviter l'emploi de l'eau même tiède, qui produit souvent de funestes métastases. Dans l'éruption analogue à la gale, les lotions, les bains tièdes sont, au contraire, favorables; on administre alors, suivant les cas, *sulfur.*, *mercur.*, *carb. veg.*, *caust.*, *rhus*, *acid. nitr.*, *lycopod.*

La diarrhée persistante, qui survient en général après la constipation, et qui ne tient pas à un état saburral ni à un refroidissement, réclame l'emploi du *china* répété de la 1re à la 6e dilution.

La toux persistante, accompagnée ou non d'expectoration, cède ordinairement à *ipec.* 3e, et si elle survient la nuit, à *sulfur.*, 2e et 3e trituration, un ou deux globules par jour. Ce médicament, à la même dose, fait cesser les sueurs nocturnes, que n'arrête pas le régime fortifiant de la convalescence.

La diarrhée qui survient pendant la convalescence, après une constipation de longue durée, est le plus souvent d'un très-mauvais augure, et indique ordinairement le développement d'une phthisie intestinale. Les malades atteints de cette redoutable affection se plaignent de coliques périodiques et d'une sensation de brûlement dans le ventre, surtout sur le trajet du colon transverse. L'appétit est bon, la langue nette, d'un rouge foncé, le ventre mou, rarement ballonné ; en pressant avec la main sur la région du cœcum, on y perçoit un bruit comme de liquide agité, et le malade éprouve alors une vive douleur ; il y a beaucoup de borborygmes et de gargouillement dans le ventre, surtout la nuit, semblable au glouglou d'une bouteille qu'on vide. Dans le commencement

du mal, la diarrhée ne se manifeste que dans la nuit ;
elle a lieu ensuite pendant le jour, mais elle reste
toujours plus fréquente la nuit. Les selles sont d'a-
bord d'un brun clair, puis on y remarque des stries
sanguines ; enfin elles paraissent composées d'une
sanie purulente mêlée de sang noirâtre et fétide ;
urines rares, rouges et troubles ; fièvre hectique avec
accès le soir ; enfin sueurs nocturnes, colliquatives,
amaigrissement excessif, mort.

On réussit quelquefois à arrêter les progrès de cette
redoutable affection par l'emploi de *pulsat.*, puis de
belladona et *calcarea carb.*, donnés alternativement.
Dans les premières épidémies qu'il eut à traiter,
Bartle obtint quelques succès avec *metallum* et *sulfur.*, aux dilutions élevées, et alternés. Dans les épi-
démies plus récentes, *carbo. veg.*, de la 30e à la 12^e
dilution, administré par goutte dans de l'eau distillée,
toutes les trois ou six heures, s'est montré beaucoup
plus efficace. C'est de ces dernières qu'il s'agit dans
cet article. Pendant les deux premières périodes, il
convient d'administrer plusieurs fois en vingt-
quatre heures quelques cuillerées de légers potages
maigres ou de crème d'orge.

L'eau fraîche est préférable à toute autre boisson ;
cependant, lorsque la diarrhée existe, il est prudent
d'en faire un usage modéré et de tromper la soif par
de fréquents gargarismes d'eau froide. Il faut renou-

veler souvent l'air de la chambre, changer les linges, couvrir modérément les malades, et entretenir autour d'eux une température moyenne.

Dans la 3ᵉ période, on devra chercher à nourrir un peu plus. On tâchera de faire prendre plusieurs fois dans le jour de la crème d'orge, de la panade ou du lait. On ne permettra le bouillon gras et les viandes blanches, veau, volaille, que lorsque la convalescence sera bien établie. L'usage du bœuf ou du mouton, du vin et de la bière, exige un certain degré de force qui ne s'obtient que lentement.

Les fruits sont complétement interdits à cause de la disposition constante à la diarrhée.

La moyenne de la mortalité des malades traités par le docteur Bartle a été d'un douzième. Mais cette proportion paraîtra bien plus avantageuse si l'on considère que la plus grande partie des typhoïques reçus à l'hôpital étaient déjà à la seconde période du mal et très-débilités par la diarrhée. Quant à ceux qui ne présentèrent que les prodromes de la maladie, ils furent presque tous promptement rétablis, et *ne figurent pas au nombre des individus traités*. Ainsi, la méthode homœopathique se montre également efficace pour prévenir cette redoutable affection, pour arrêter ses progrès, et pour la conduire à bonne fin lorsqu'elle est complétement développée. Les résultats avantageux de cette médication surpassent de beaucoup ceux de toutes les méthodes en usage jusqu'à ce jour.

Afin de compléter ces indications, je vais reproduire ici ce que j'écrivais à mon père en 1842, époque à laquelle j'étudiai le traitement de la fièvre typhoïde à l'hôpital homœopathique de Vienne en Autriche.

J'ai revu notre hôpital homœopathique de Vienne. C'est toujours le plus joli bijou d'hôpital qu'on puisse imaginer, avec ses jardins, ses salles élevées, parquetées, cirées, bien ventilées, et décorées de ce luxe de petits ornements dont les sœurs de la Charité se plaisent à embellir le séjour du pauvre. La visite du matin n'a pas cessé d'être fréquentée par un certain nombre de jeunes docteurs qui viennent de terminer leurs études allopathiques et désirent s'instruire dans la nouvelle méthode. Cette assistance, sans cesse renouvelée, est une pépinière féconde et inépuisable de praticiens homœopathes qui se répandent dans tout l'empire. Mais les sœurs de Saint-Vincent-de-Paul, dont la maison-mère est annexée à cet hôpital, contribuent peut-être plus efficacement encore à l'extension de l'homœopathie; car on veut les avoir dans les hôpitaux qu'on fonde en province, et les sœurs insistent pour qu'on y introduise notre méthode, qui, disent-elles, guérit très-bien et presque sans frais de pharmacie. Elles réussissent quelquefois, lorsque les influences gouvernementales ne sont pas trop prépondérantes. C'est ainsi que notre école a obtenu les hôpitaux de Lintz et de Kremsir. Quelle heureuse et bienfaisante combinaison est celle de la direction domestique des sœurs de Saint-Vincent-de-Paul et de la médication homœopathique, les meilleurs soins du corps et de l'âme! Ces nouveaux établissements ont un charme indicible de paix et de bien-être. Là, le malade n'est point en proie à un traitement brutal : les sangsues, vésicatoires, cautères, moxas, purgations (d), potions nauséeuses, toutes ces dégoûtantes et pénibles manipulations sont inconnues. L'affection morbide parcourt régulièrement et paisiblement ses périodes presque toujours d'une manière favorable, sous l'action de médicaments simples, qui ne révoltent aucun sens. Les maux naturels sont adoucis et menés à bonne fin, sans y joindre de nouvelles souffrances. La main dévouée de la sœur fait la couche si bonne, ses douces paroles savent si bien calmer la douleur, qu'on voudrait faire en ces lieux sa dernière maladie, si l'on n'avait pas une mère. Et cependant combien de gens se sont posés les adversaires de cette heureuse combinaison d'une médecine simple, agréable, efficace, et des tendres soins que la religion seule sait donner! Que de tristes pensées s'emparent involontairement de l'esprit et du cœur à la vue des obstacles qui s'opposent, en France surtout, à la réalisation d'un si grand bienfait ! Qu'on dépense des centaines de mille francs pour droguer les malades, à leur plus grand détriment, cela est déplorable, mais on a pour excuses les aberrations scientifiques. Ce qui ne se comprend pas, c'est que Paris, la ville natale des sœurs de la Charité, leur préfère dans les hôpitaux des employés mercenaires, et les oblige d'aller exercer cette charité au milieu des Turcs de Constantinople et des Arabes de Syrie.

Les maladies qui dominent à l'hôpital homœopathique de Vienne sont toujours les pneumonies simples et la fièvre typhoïde. Celle-ci est endémique en Autriche depuis les grandes guerres de l'empire, et surtout depuis le choléra. Les praticiens homœopathes de ce pays ont donc acquis une grande expérience dans le traitement de cette affection ; et comme j'apprends qu'elle s'est développée épidémiquement à Lyon, je t'envoie les renseignements que j'ai pris ici sur le mode de traitement en usage.

A Vienne règne le typhus abdominal simple ; le cerveau et les poumons y sont moins souvent et moins fortement compromis que dans les cas qui se présentent en France ; la dissolution du sang y est aussi moins prononcée, les pétéchies peu marquées, et le saignement du nez, au début, s'observe assez rarement. La maladie est donc l'évolution régulière de l'ulcération spéciale de l'intestin grêle avec les phé-

nomènes morbides qui en résultent physiologique-
ment : fièvre, sécheresse âcre de la peau et de la
langue, météorisme et sensibilité de l'abdomen au
toucher, surtout dans la fosse iliaque droite, diarrhée colliquative, peu copieuse et très-fétide, fuli-
ginosité de la bouche, faiblesse excessive, stupeur et
mort dans plus de la moitié des cas.

Le traitement à l'hôpital homœopathique est fort
simple, et couronné de succès neuf fois sur dix : le
médecin dirigeant, le docteur Fleischmann, emploie
d'abord bryone (de la 2e à la 6e dilution décimale,
quelques gouttes dans trois ou quatre onces d'eau, à
prendre par cuillerées à bouche, six à huit fois dans
la journée) si le malade a été apporté dès le début de
l'affection, ce qui arrive très-rarement. Le plus souvent l'état est avancé, et il prescrit de suite *metallum*
ou acide phosphorique, celui-ci de la 2e à la 4e, et le
premier de la 4e à la 6e dilution, administrés comme
la bryone, et en éloignant les répétitions à mesure
que la maladie perd de son acuité. L'acide phosphorique est employé de préférence chez les jeunes sujets
blonds, à peau blanche et délicate, lorsque les selles
diarrhéiques sont très-abondantes et peu fétides. Il
se tient ordinairement à l'un ou l'autre de ces médicaments, sans en changer, jusqu'à terminaison de la
maladie.

Dans cette clinique, le *metallum* est le remède de

fond, le moyen administré dans les neuf dixièmes des cas; tous les autres sont employés le plus souvent d'une manière accessoire, pour répondre à des indications secondaires. Les praticiens homœopathes savent la grande ressemblance qui existe entre les effets toxiques de cette substance et les phénomènes caractéristiques du typhus abdominal; mais ici la chose a été étudiée plus complétement. Il y a deux ans qu'a paru, dans le Journal homœopathique de Vienne, un travail fort remarquable du docteur Hausmann sur l'intoxication métallicale, considérée sous le point de vue dynamico-physiologique et anatomo-pathologique. Il montre que cette intoxication constitue, sous ces divers rapports, un état morbide spécial, toujours semblable à lui-même, et ayant avec le typhus abdominal les mêmes traits de ressemblance que la diathèse mercurielle avec la maladie vénérienne. Il termine ainsi son mémoire : « L'iléo-typhus « métallical et le typhus abdominal sont, sous le « rapport des phénomènes anatomiques et physiolo-« giques, deux états morbides remarquablement « semblables. Le métallum, le producteur de l'iléo-« typhus métallical, guérit le typhus abdominal. « A l'hôpital des sœurs de la Miséricorde de Vienne, « on reçut, en 1841, cent soixante-sept cas qui furent « traités par ce remède aux doses homœopathiques. « Il y eut cent cinquante-six guérisons. » La propor-

tion de neuf dixièmes est à peu près la moyenne des
diverses années.

Cependant notre méthode pourrait fournir des résultats encore meilleurs, et la manière de faire de
Fleischmann n'est pas à l'abri de reproches fondés.
Ainsi, il n'attaque pas assez promptement l'affection
au début par les médicaments indiqués, attendant
qu'elle ait revêtu le caractère auquel le métallum convient. Il laisse ainsi grandir le mal, et s'expose à de
longues et précaires convalescences. C'est ce qui arrive quelquefois, et ce dont il se plaint lui-même. En
second lieu, il a le tort de persister dans l'emploi du
même médicament lorsque la maladie a changé de
physionomie et pris la forme hectique.

Le typhus abdominal est endémique à Vienne
depuis les grandes guerres de l'empire, et le choléra
est venu, par deux fois, lui communiquer un nouveau degré d'intensité. On pourrait dire qu'il se partage presque le domaine morbide avec les maladies
des voies respiratoires, qui y sont aussi fort communes. Pendant mon séjour à l'hôpital, on reçut
environ une trentaine de fièvres typhoïdes, dont
quatre seulement eurent une fâcheuse terminaison.
Leur durée moyenne y fut de deux semaines, pendant lesquelles la maladie parcourut toutes ses périodes rapidement, mais sans en éviter une seule,
et conduisant quelquefois le patient jusqu'au dernier

degré d'exaltation cérébrale ou de marasme et de faiblesse. Ce qui forme le beau résultat du traitement, ce n'est point l'arrêt, la destruction du mal, son avortement forcé, mais la rapidité de sa marche, la proportion favorable des guérisons, la promptitude du rétablissement. Ce sont ces courtes convalescences que j'admirais le plus. Il est frappant de comparer les cures homœopathiques à celles qui sont effectuées par l'ancienne école, si lentes, si précaires, si pleines de complications. On peut ainsi se former une idée exacte de l'action thérapeutique des nouveaux moyens, et apprécier l'injustice du reproche que nous adressent nos adversaires touchant nos prétentions antiphysiologiques de faire avorter les affections miasmatiques.

Voici des renseignements pris ailleurs :

Dans la pratique privée, surtout ici, où le praticien homœopathe est en général le médecin de la maison (Hausarzt), on est appelé dès les premiers malaises, longtemps avant que le mal ait passé à l'état qui réclame l'emploi du métallum. On débute ordinairement par *bryon., bellad.*, ou *rhus.* — *Bryon.*, s'il y a prédominance de douleur élançante dans l'abdomen, les côtés de la poitrine et la tête, ce qui arrive assez souvent, toux sèche, bouche amère, douleurs aux jointures, exacerbation fébrile le soir, mêlée de chaleur et de frisson ; *bellad.*, lorsqu'il y a congestion cérébrale, figure rouge, bouffie, expectoration ou selles sanguinolentes; *rhus*, contre les symptômes ataxiques, variabilité du pouls, anomalie du système nerveux. Lorsque la maladie traîne en longueur et semble vouloir passer à l'état de fièvre hectique consomptive sans réaction favorable, on réussit presque toujours à amener une prompte et heureuse terminaison avec quelques doses répétées de *carbo veget.*, 4e trituration ou 5e à 6e dilution. Ce puissant agent stimule efficacement la force vitale; à plus haute dilution, son action serait peut-être plus entière, mais moins prompte. L'excitation salutaire qu'il provoque est souvent la condition indispensable à l'emploi des procédés hydrothérapeutiques (e).

Il est quelquefois nécessaire de chercher à relever l'activité fonctionnelle du canal intestinal fortement déprimée. Dans ce but, le docteur Georges Schmidt administre avec succès le mercure doux, 1re triturat. (centésimale), et le rhéum (même préparation).

La fièvre typhoïde n'acquérant toute la plénitude de son développement que sous la forme de typhus, il convient de consulter les avis cliniques donnés sur ce point par le docteur Bartle, qui a traité cette maladie dans les grands hôpitaux militaires de l'Autriche méridionale, où elle se présente sous des formes plus variées. Ces prescriptions, dont nous avons rapporté la plus grande partie dans ce mémoire, ne diffèrent point de celles que nous employons avec un entier succès dans les cas sporadiques de notre clientèle.

Pendant tout le cours du traitement, l'administration des remèdes ne doit pas faire perdre de vue les soins hygiéniques et le régime alimentaire. Le renouvellement de l'air dans la chambre du malade, les frictions avec la main ou la flanelle sur les parties engourdies, desséchées, flétries, les fomentations et lavements d'eau tiède, les gargarismes d'eau fraîche, les compresses froides sur le front, les onctions d'huile et d'arnica sur les points meurtris et douloureux, tous ces petits moyens sollicitent doucement la réaction vitale, et préviennent de redoutables complications. L'art et l'expérience du médecin se révèlent dans ces soins hygiéniques, non moins que dans l'emploi judicieux des remèdes.

L'alimentation est aussi très-essentielle à diriger, c'est la partie la plus délicate, la plus difficile du traitement, celle qui exige le coup d'œil médical le plus sûr. Le praticien, ignorant les règles qui doivent présider aux prescriptions diététiques, ne réussira jamais dans le traitement des fièvres typhoïdes. En général, dans la médecine ordinaire, on n'attache pas une assez grande importance à ces choses. On s'enquerra bien plutôt des vésicatoires, s'ils donnent ; des potions, si elles sont ingurgitées, que des besoins réels, impérieux, de ce pauvre organisme, qu'un léger bouillon ranimerait, et qui va s'éteindre sous l'action des drogues magistrales. Je ne doute point qu'une proportion considérable de malades ne périssent victimes de cette incurie. Nous en avons eu des exemples frappants. Dans une famille, deux petits garçons tombent malades, en même temps, de fièvre typhoïde ; mêmes symptômes, même gravité, même traitement allopathique. Un des enfants meurt en demandant à manger, ce qu'on lui refuse, parce que le pouls est fébrile. L'autre a la chance de trouver à sa portée des marrons bouillis, qu'il saisit de sa main tremblante, avale avidement, et il entre bientôt en convalescence. Il est vrai que, chez ce petit malade, comme chez celui dont j'ai cité le cas, dans le courant de ce mémoire, la cessation de l'adynamie et le retour des facultés digestives coïncidèrent avec les premières doses de remèdes homœopathiques.

Mais, dans le désir de relever les forces, il faut bien se garder de l'usage de ces substances, prétendues toniques, que la plupart des médecins prescrivent, dans ce but, aux convalescents, et qui n'ont généralement d'autre résultat que de les faire passer d'une surexcitation intempestive à un état de faiblesse souvent incurable (f).

NOTES.

Note A, page 14.

Les fièvres intermittentes ne revêtent pas toutes,
comme on sait, le même caractère, et ne sont point
toutes susceptibles d'être à guérir par le quinquina.
Cependant la plupart des médecins allopathes s'occupent fort peu de chercher à distinguer les fièvres
qui réclament ce moyen de celles qui exigent l'emploi
d'un autre spécifique. Ils administrent le fébrifuge
toutes les fois qu'ils ont affaire à une fièvre d'accès.
Mais dans les cas très-nombreux où le quinquina ne
convient pas, cette substance développe ses effets
toxiques. Ne voyant pas de résultat curatif, le praticien augmente la dose, et avec elle le mal qu'il produit. Ce procédé funeste altère souvent d'une manière
profonde et durable des constitutions jusque-là saines
et vigoureuses, et amène ces asthénies, ces hydropisies, ces gonflements de la rate, ces gastrites chroniques, ces engorgements du bas-ventre, presque tou-

jours incurables, qui sont le résultat si fréquent du traitement des fièvres intermittentes par la médecine ordinaire.

Note B, page 25.

Ne doit-on pas s'étonner de la multiplicité d'indications que la saignée, dans l'école allopathique, est appelée à remplir ? Ici c'est la masse du sang qu'elle doit diminuer, là c'est son orgasme qu'il lui faut modérer. On la charge de prévenir ou de dissiper les congestions, d'arrêter les hémorragies, de diluer le sang trop épais, de calmer les douleurs, d'apaiser les diverses irritations qui se manifestent dans les innombrables espèces d'affections inflammatoires spéciales. A tout prendre, si les émissions sanguines ne résument pas en elles seules la thérapeutique ancienne, elles la dominent encore, au point de réduire à un rôle très-secondaire les autres procédés rationnels.

Les médecins allopathes prescrivent les émissions sanguines avec une effrayante légèreté : sirop de gomme, potion calmante, saignée de quelques onces, cela va de front, et cette dernière partie de l'ordonnance n'est pas motivée par des raisons plus graves et mieux discutées que l'administration des boissons anodines. Il semblerait qu'il n'y a aucun inconvénient à ôter du sang, quand bien même l'indication n'est pas bien positive, et qu'on peut se permettre en cela une très-grande latitude. On ne saurait trop s'élever contre ce préjugé funeste. Quel est l'effet constant et positif des émissions sanguines? C'est de débiliter, de déprimer les forces, d'abattre ou de modérer la réaction vitale. Cette action positive peut bien, dans quelques cas très-rares, trouver son indication ; mais, comme, dans le traitement des affections dites typhoïdes, il est essentiel de conserver à la réaction toute son énergie, on conçoit que la saignée est alors le procédé le plus irrationnel, le plus vicieux que l'on puisse imaginer, et le plus opposé au but curatif qu'on se propose : il livre à la cause morbide le principe conservateur désarmé et l'organisme sans défense.

Le médecin qui recourt souvent à la lancette doit toujours craindre d'avoir affaire à un faux état inflammatoire, à une de ces dispositions pernicieuses, typhoïques, putrides, dans lesquels l'émission du sang est mortelle, ce dont on s'aperçoit presque toujours trop tard (1).

Note C, page 38.

On ne peut disconvenir que les révulsifs ne soient souvent utiles ; mais cette méthode, comme toutes

(1) Voyez *Histoire de la Doctrine médicale homœopathique*, Examen critique des médications allopathiques, t. II, page 311.

celles qui constituent la médecine de l'école, a le grand inconvénient d'être trop généralement employée. Il n'y a pas de maladie de quelque durée contre laquelle on n'emploie un certain nombre de révulsifs. C'est une manière de faire généralement établie, qui ne souffre pas d'exception ; et celui qui mourrait sans vésicatoire, ne mourrait pas suivant les règles de l'art. Dans les affections plus tenaces et plus longues, on y joint l'attirail des sétons, moxas, cautères, emplâtres, frictions de tartre stibié, d'huile de croton, etc., etc. On martyrise le patient d'une manière atroce. Les multitudes qui trépassent sous l'action de ce régime médical ne s'en plaignent pas, et le petit nombre de ceux qui croient en éprouver du soulagement, ou qui survivent à ces souffrances, servent à perpétuer cette méthode perturbatrice, aveugle et brutale.

Les révulsifs employés à contre-temps, ou avec excès, excitent la fièvre et sollicitent une réaction continue, sous l'influence de laquelle l'économie s'use, s'affaiblit et finit même par succomber. Ce résultat est très-marqué dans toutes les affections typhoïques. Aussi, doit-on les redouter dans ce genre de maladie, où le sang a, dès le début, une grande tendance à s'altérer, et où la réaction est facilement suivie de gangrène.

La médication révulsive, laissée à elle-même, sans

l'intervention des agens spécifiques, est complétement impuissante dans le traitement des affections spéciales ; elle ne peut tout au plus qu'en retarder la terminaison funeste, en diminuant l'irritation de l'appareil organique malade ; résultat d'ailleurs très-variable ; car il n'est pas rare d'observer tout le contraire. En nous plaçant au point de vue allopathique, nous avouons que les révulsifs peuvent être utiles au début des inflammations, lorsqu'elles ne sont pas encore localisées, ou lorsque la localisation est faible et susceptible d'un déplacement facile. S'il n'en est pas ainsi, on risque, par leur moyen, d'accroître la réaction générale, et, par conséquent, la phlogose locale. Le professeur Trousseau va plus loin, et dit : « Quelques efforts que l'on fasse, à l'aide des « révulsifs, pour arrêter les progrès d'une pneumonie, « d'une hépatite, d'une éruption pustuleuse de la « peau ou des muqueuses, *jamais on n'y parvient* (1). »

Note D, page 78.

« Il n'est rien de plus pernicieux, dit Ettmuller, que « l'emploi des purgations dans les fièvres putrides. « Que les médecins prennent donc bien garde d'ad-

(1) *Histoire de la Doctrine médicale homœopathique*, vol. II, p. 324.

« ministrer aucun purgatif dans le cours de cette
« maladie, surtout quand les pétéchies ou taches pa-
« raissent ; qu'ils s'abstiennent de quelque aiguillon
« que ce soit, même de clystères ou suppositoires,
« pour ne pas empêcher les mouvements de la na-
« ture. » Un grand nombre de praticiens célèbres,
entre autres Hoffmann, Stoll, Huxham, convaincus du
danger des purgatifs dans les fièvres putrides, et même
dans toute espèce de maladie aiguë fébrile, les ont
presque bannis de leur pratique, et donnent le conseil
d'être très-réservé sur leur usage. Mais, peut-être
par respect pour les préjugés de leur temps, ils ne se
sont point élevés avec assez de force contre ce moyen
dangereux, et le prescrivent encore, quoique très-
rarement, dans des cas où il est évidemment nui-
sible.

Dans les fièvres adynamiques abdominales, les
voies digestives sont le siége d'une inflammation que
les purgatifs (toutes substances plus ou moins irritantes) aggravent d'une manière des plus funestes.
Ils concentrent sur ce point faible l'activité morbide,
et rendent impossible la réaction salutaire. Survien-
nent alors tous les phénomènes qui indiquent une
congestion nerveuse abdominale : frisson, sécheresse
âcre de la peau, pouls concentré, petit, irrégulier,
abattement extrême, soif inextinguible, diarrhée
colliquative, face hippocratique, pétéchies, et la mort.

D'autres fois les purgatifs se bornent à produire des symptômes anormaux. Mais, dans tous les cas, ils entravent la marche de la maladie, font courir au malade plus ou moins de dangers, retardent la guérison, ou la rendent impossible.

Comme évacuants, les purgatifs n'ont qu'un cas utile d'application, c'est lorsqu'il s'agit d'expulser du canal digestif des matières toxiques, indigérées ou indigestes. Dans tout autre cas ils sont nuisibles ; et notre école le proclame nettement, comme un des faits les plus irrécusables de la médecine. Toutefois, lorsque, par suite d'une perturbation purement dynamique, il s'est formé dans les voies digestives une accumulation de produits sécrétés, accompagnée d'une tendance à l'évacuation par haut et par bas, il est indiqué de favoriser ces tendances naturelles. La même indication se présente lorsque cet état existe *sine materia*. Cette médication est alors tout à fait homœopathique, puisqu'il s'agit d'opérer dans le sens de la réaction vitale. Elle est tellement évidente, que le *vomitus vomitu curatur* est peut-être plus ancien qu'Hippocrate.

Hors ce cas, l'évacuation produite par les purgatifs est une évacuation forcée, morbide, et qui ne peut jamais être salutaire par elle-même. Les fluides expulsés sont le résultat de l'irritation des parois intestinales, de la sécrétion qui en est la suite, et non pas des humeurs *peccantes* renfermées dans le tube digestif. Ces évacuations ne servent jamais à rien, et s'opposent quelquefois à celles que la nature aurait pu produire elle-même dans un but de guérison; car l'irritation purgative finit par dessécher la membrane muqueuse, et par rendre plus tenace la constipation qu'elle avait d'abord combattue.

Dans les hydropisies générales ou ascites, c'est en vain qu'on sollicite les intestins à une hypersécrétion séreuse, on n'amène que des selles insuffisantes, accompagnées de ténesmes qui accroissent la faiblesse, l'irritation, la fièvre hectique, et hâtent la terminaison funeste. Nous en avons été témoins trop souvent pour ne pas le proclamer bien haut. Mais l'indication rationnelle paraît si évidente, qu'on ne tient compte de ces déceptions journalières, et qu'on continue imperturbablement comme par le passé.

Considérés comme révulsifs, les purgatifs et vomitifs ont une valeur bien réelle. Cependant la méthode homœopathique les proscrit presque entièrement, d'abord parce qu'ils troubleraient l'action de ses agents médicamenteux, et en second lieu parce qu'il y a toujours un danger inhérent à l'irritation de la muqueuse intestinale, et que la révulsion à la peau peut remplir toute l'indication si elle est effectuée et ménagée avec art.

Il y a des spécifiques purgatifs et vomitifs qu'on

emploie avec succès comme modificateurs spéciaux des voies digestives. Ces moyens sont du domaine de la méthode homœopathique. C'est exactement par le principe des semblables que le *tartre stibié* et l'*ipécacuanha* guérissent certains embarras gastriques, et que le *sublimé* réussit contre certaines dyssenteries.

Note E, page 84.

L'apparition de la méthode hydrothérapique est un événement très-remarquable dans l'histoire médicale des temps modernes : elle représente la première révolution produite dans l'école rationnelle par l'influence des idées homœopathiques, la première transformation systématique de cette vieille école en la nouvelle doctrine. Priesnitz présuppose Hahnemann. Au dire même de ses partisans qui ont écrit sur sa méthode, il n'eût peut-être rien fait sans celui-ci; son talent instinctif fût resté enfoui, inutile, perdu, s'il n'eût trouvé un chemin tracé d'un bras vigoureux dans l'inextricable fourré des systèmes allopathiques. Sous ce point de vue, adopté par la plupart des écrivains hydropathes allemands, le seul qui donne une idée exacte de l'origine et de la valeur de l'hydrothérapie, on comprend que l'examen de cette méthode doit trouver une place dans ce livre.

L'hydrothérapie, au dire de la majorité de ses partisans, a son fondement, sa raison, dans le fait général de la réaction dont est pourvu l'organisme vivant (1). On cherche, en excitant cette réaction, à rétablir l'énergie des manifestations vitales, et, par une insistance particulière sur certains appareils affaiblis, à ramener l'équilibre des fonctions. Si la force vitale du sujet possédait sa vigueur primitive, telle que la nature la départit aux premières générations, il est probable que, dans la plupart des cas, elle repousserait elle-même les influences morbides, et n'aurait pas besoin d'auxiliaire pour guérir. Mais aujourd'hui, que la vie ne s'offre presque plus dans son énergie des premiers âges, il est nécessaire de lui venir en aide.

Les procédés hydrothérapiques ont pour but d'élever les réactions au degré convenable pour donner de l'acuité aux états chroniques, pour favoriser dans les états aigus les crises heureuses et le travail salutaire de la coction hippocratique. Aucune méthode n'amène plus efficacement ces résultats : c'est la

---

(1) Voyez Ch. Munde, *Hydrothérapeutique, ou l'art de prévenir et de guérir les maladies sans le secours des médicaments, par l'eau, la sueur, le bon air, l'exercice, le régime et le genre de vie*, Paris, 1842. — Heidenhain et Ehrenberg, *Exposition des méthodes hydriatiques de Priessnitz dans les diverses maladies, considérées en elles-mêmes et comparées avec celles de la médecine allopathique*, Paris, 1842. *Note de l'éditeur.*

médecine hygiénique, physiologique, par excellence.

Au fond, il n'y a entre cette méthode et l'homœopathie aucune opposition, mais bien une corrélation,
une harmonie parfaite. De différence, il n'en est que
sous le rapport des moyens et des procédés, et même
les uns, étant purement physiologiques, ne troublent
en aucune manière les influences spéciales des substances médicamenteuses.

Des observations surabondantes permettent de
reconnaître combien l'action des procédés hydrothérapiques se rapproche de celle des remèdes homœopathiques ; que les uns et les autres produisent
des aggravations curatrices ; qu'ils favorisent le
développement symptomatique et améliorent l'évolution de la maladie qui mûrit avant le temps,
comme dirait Attomyr, se dessèche, se flétrit et se
dissipe.

L'excitation générale de l'eau froide force le mal
à s'exprimer, à se montrer au dehors ; et, en le revê-
tant de tous ses symptômes, elle permet à l'homœopathie d'exercer sur lui la plénitude de son action.

L'activité imprimée aux fonctions de sécrétion et
d'excrétion élimine les substances étrangères, délivre
l'économie des infections médicamenteuses molécu-
laires, et fait cesser ainsi une des causes les plus fé-
condes d'insuccès dans les traitements homœopathiques.

On le voit, les deux méthodes ont des rapports multipliés d'une haute importance : elles semblent se compléter l'une l'autre, et se prêter sur plusieurs points un mutuel appui. C'est ainsi que les homœopathes allemands l'ont compris, et nos confrères Franke d'Osterode et Starke de Silberberg, entre autres, se sont posés les infatigables champions de la réunion des deux procédés. Mais à ce sujet des difficultés ont surgi. On s'est demandé quelle est la valeur relative de ces méthodes, quelle est la sphère d'action de celle-ci, jusqu'où doit opérer celle-là. Les partisans de Priessnitz, pour la plupart, publient que l'hydrothérapie est d'un emploi général, qu'elle peut dominer d'une manière définitive toute la thérapeutique, et ne réclame que subsidiairement les ressources de la médication spécifique. Les homœopathes retournent la proposition, et ne se contentent pas de l'assertion, ils la motivent. Plusieurs de nos confrères, parmi lesquels on distingue aujourd'hui le docteur Ott de Mecklembourg, s'occupent d'une manière spéciale à déterminer cette question de pratique. Celui-ci vient de faire paraître à ce propos une brochure dans laquelle il annonce sur ce sujet un travail *ex professo*.

Avant d'émettre nos observations sur cette matière, je crois devoir rapporter celles d'un praticien qui fait autorité dans notre école, en Allemagne. On lit les

passages suivants dans un article sur l'hydrothérapie
du docteur Kürtz (de Frankenstein-Silésie). *Journ.
Hygeà* :

« Un grand avantage que je reconnais à l'hydro-
« thérapie, est de ne rien faire entrer dans l'écono-
« mie d'hétérogène ni de toxique. Je fus frappé, en
« particulier, de sa haute importance dans les dia-
« thèses médicamenteuses. J'y fus conduit à recon-
« naître combien souvent nous avons affaire, sans le
« savoir, à des affections de ce genre, et combien
« est précieuse une méthode qui ou dissipe cette
« affection, ou en manifeste la présence. Elle n'est
« pas d'une moindre importance dans les autres
« diathèses chroniques. Plusieurs cures heureuses de
« telles maladies, dont j'ai été témoin, m'ont sou-
« vent amené à penser que l'hydropathie était la
« réalisation de l'idée que les anciens méthodistes
« avaient exprimée sous le nom de *récorporation*.

« Chaque praticien sait combien il est souvent
« difficile, dans les cas individuels de maladies
« chroniques, de trouver le caractère essentiel du
« mal. Il n'y a personne qui n'ait vu maintes fois le
« remède le mieux indiqué en apparence ne rien
« produire, probablement parce qu'il ne répond pas
« à la véritable nature du mal, insuffisamment ma-
« nifestée par les symptômes. Chacun donc accueil-
« lera avec reconnaissance un procédé pendant

« l'emploi duquel reparaissent, au moins passagère-
« ment, les phénomènes primitifs de la maladie. La
« prise en considération de ces observations nou-
« velles rend souvent tout à coup les indications
« évidentes et le choix du remède facile.

« Dans les maladies extrêmement intenses et ma-
« lignes, où la tendance curatrice de la nature me-
« nace de succomber, aucune méthode ne convient
« à l'égal de l'hydropathie pour exciter une réaction
« franche et efficace. Tels sont, entre autres, les cas
« de *scarlatine*, où, à la suite de la disparition des
« symptômes, se manifestent des accidents formi-
« dables; dans le croup, d'après les expériences des
« médecins de Saint-Pétersbourg; dans le typhus avec
« perte de connaissance; dans le choléra (Attomyr
« cite le cas d'un cholérique qui guérit en se je-
« tant dans un fossé plein d'eau): mais pour obtenir
« ces résultats, il faut en faire une application éner-
« gique. Celui qui l'emploie à son corps défendant,
« qui se contente de quelques lotions froides, d'une
« vessie de glace, alors qu'il faudrait envelopper tout
« le corps à plusieurs reprises dans un drap mouillé,
« ou de faire usage de douches descendantes (Stürz-
« bad) de 5 à 10 minutes, au lieu de bains froids
« d'une heure de durée, dans lesquels les extrémités
« doivent être vigoureusement frottées par plusieurs
« personnes, alors que ces procédés seuls peuvent

« être efficaces, que celui-là n'accuse pas alors la
« méthode d'impuissance. »

Cette méthode hydrothérapique, unie à la nôtre,
possède donc des avantages incontestables et pré-
cieux ; mais, isolée, laissée à elle seule, sans le con-
cours de nos moyens, elle revêt un caractère moins
curatif que palliatif, et partage les inconvénients de
tout ce qui est d'application générale et ne descend
pas aux spécialités. Il lui faut des individus capables
de réagir, et elle reste nécessairement impuissante
contre un grand nombre d'états morbides spéciaux
où cette faculté de réaction est profondément altérée.
Cet emploi de l'eau froide met trop fortement en jeu
la réaction, en activant outre mesure les fonctions de
nutrition et d'excrétion. Or, il est évident que ce re-
doublement de vie ne peut être acquis qu'aux dé-
pens de sa durée. On fortifie pour le temps, en prenant sur l'avenir ; car les traitements chez Priessnitz
sont longs, et il n'est pas rare de les voir s'étendre
au delà de dix mois, deux, trois ou quatre ans. C'est
un violent procédé de réaction contre le mal, qui
doit en définitive épuiser l'économie, ainsi qu'un praticien de Prague, le docteur Hirsch, m'a dit l'avoir
déjà observé plusieurs fois. Cette méthode excitera
toujours une réaction générale, dans laquelle tous
les appareils, toutes les fonctions sont plus ou moins
mis en jeu, d'où résulte une surexcitation énorme.

Pour agir sur le point malade, il faut ébranler violemment l'organisme. C'est à tort que les hydropathes exclusifs s'appuient sur le calme de la circulation, qu'on observe en effet quelquefois; car, d'une part, l'accélération du pouls n'est point un critérium du degré de violence avec lequel l'économie est impressionnée; en second lieu, la circulation est toujours accélérée dans la transpiration, procédé d'un emploi habituel. Kürtz, sur neuf personnes qu'il a observées dans ce but, a reconnu que la moyenne des pulsations dépassait 90 par minute. Il faut que la faculté de réaction soit largement surabondante, autrement sa manifestation, si le traitement exige qu'elle soit longtemps provoquée (dans les diathèses chroniques, dans le rhumatisme, la goutte, etc.), épuise l'économie au lieu de guérir. Chez les individus qui réagissent avec peine en mettant en jeu toutes leurs forces, ce travail excessif est toujours suivi d'un état fébrile qui use la vie. L'hydrothérapie est tout à fait à rejeter dans ces cas.

Nous avons quelquefois vu des accidents assez graves être la suite d'une simple application de compresses mouillées, faite dans toutes les règles, mais chez des personnes faibles et délicates. C'est le cas de faire usage de la *méthode fumigatoire*, qui épargne à l'économie les frais de la réaction (1). Si maintenant on

(1) Voyez T. Rapou, *Traité de la Méthode fumigatoire, ou de*

la fait suivre de l'application variée de l'eau froide,
on aura toutes les ressources de l'hydrothérapie chez
les sujets vigoureux. La méthode fumigatoire, sous ce
rapport, me semble destinée à prendre une grande
extension; elle complète le système de Priessnitz en
la rendant applicable à tous les âges, à tous les tempéraments et aux diverses situations pathologiques.

Cette utile combinaison commence à s'effectuer.
Mon père observa dernièrement dans un des nombreux établissements hydrothérapiques des bords du
Rhin, celui de Gleisweiler, un appareil fumigatoire
que le médecin directeur Schneider emploie pour
provoquer le mouvement expansif et les sueurs chez
les personnes affaiblies ou d'une constitution délicate,
et dans les cas où il y aurait à craindre de provoquer
une fluxion interne. En effet, si l'on ne proportionne
pas alors les moyens d'action à la faible résistance
du sujet, le mouvement de dehors en dedans ou de
concentration persiste, une véritable congestion s'o-
père, et le malade peut périr subitement. La méthode
de Giannini (qui consiste à plonger les fiévreux dans
l'eau fraîche pendant la période de froid), employée
sans les précautions sus-indiquées, en a fourni de
nombreux exemples (1).

l'emploi médical des bains et des douches de vapeur. Paris, 1824,
2 vol. in-8.

(1) *De la nature des Fièvres et de la meilleure méthode de les*

Pendant que les procédés hydrothérapiques sollicitent violemment la réaction générale, quelle différence dans le mode homœopathique! Ici l'excitation pharmaceutique est produite sur un appareil déterminé, par des agents dynamiques qui, n'ayant d'affinité que pour ce point, ne réclament de l'ensemble organique qu'un consensus à peine appréciable. Il n'y a donc qu'une faible réaction, et sur le point seulement où il la faut (à part les cas exceptionnels d'aggravation); cette réaction, quoique faible en elle-même, est cependant énergique sous le rapport thérapeutique, parce qu'elle est spéciale. L'hydrothérapie, pour arriver à ses fins, doit secouer l'économie tout entière.

Un inconvénient plus sérieux encore de la méthode par l'eau froide, c'est de reposer sur trop de considérations accessoires, d'observations de détails, de ne pouvoir pas résumer les règles pratiques dans quelques préceptes généraux sûrs et invariables, de manière à l'appliquer sans danger, après avoir consacré à son étude une dose moyenne de temps et de soins. Car enfin, en médecine, il y a une marge pour l'*errare humanum est,* mais en hydrothérapie il n'y en a point. On peut nuire beaucoup si l'on n'est pas

traiter, traduit de l'italien et annoté, par N. Heurteloup. Paris, 1808, 2 vol. in-8.

utile; on peut compromettre l'existence si l'on ne rétablit pas la santé. Tout dépend du *modus faciendi*. Laisse-t-on les compresses longtemps, on produit un effet antiphlogistique; les renouvelle-t-on à certains intervalles, on amène une excitation. La pratique de cette méthode consiste essentiellement dans ces petits détails où les erreurs, les inattentions se glissent nécessairement et excitent des troubles fâcheux par l'importance de la réaction mise en jeu. Les connaissances acquises par une longue expérience suffisent à peine pour les éviter; il faut cet instinct, ce génie observateur que Vincent Priessnitz possède à un si haut degré, qu'il n'est pas donné à tout le monde d'acquérir, et qui fait dire à ses élèves que sa méthode disparaîtra avec lui. Nous n'allons pas si loin, mais nous sommes d'avis qu'elle perdra avec son créateur ses prétentions à être une méthode générale, et qu'elle conservera, comme auxiliaire de l'homœopathie, tous ces titres à l'estime des praticiens.

Note F, page 86.

Tonifier, fortifier l'organisme, est une opération purement physiologique qui rentre dans le domaine de l'hygiène. Une médication tonique, stimulante, fortifiante ne se comprend pas; car évidemment les toniques par excellence dans les maladies sont les remèdes qui guérissent. Une fausse application faite au malade des propriétés de certains médicaments sur l'homme sain a donné lieu à cette prétendue médication. De ce que le fer, le quinquina, les amers, les labiées provoquent dans l'état normal une excitation générale, une espèce de phlogose, on en a conclu que ces substances seraient propres à relever la réaction chez le malade affaibli. Mais cette excitation n'ajoute rien aux forces de l'homme bien portant; c'est tout simplement une perturbation, et l'emploi qu'on veut en faire chez le malade est une application vicieuse d'une grossière analogie. Mais, dira-t-on, le quinquina, le tannin, les aromates sont *antiseptiques*, ils exercent donc bien réellement une action favorable sur la conservation de la vie. Assurément si l'on applique ces substances sur des chairs menacées de gangrène, elles pourront la retarder ou la prévenir en y développant un certain degré de réaction. Le fer rouge ferait mieux, et le sel de cuisine tout aussi bien. Et comment peut-on penser que ces substances prises à l'intérieur et dénaturées par les appareils digestifs et circulatoires puissent conserver des propriétés qu'elles tiennent (le fer excepté) de leur constitution physique et chimique? L'expérience clinique a donné le démenti à ces opinions préconçues, et les fièvres adynamiques poursuivent sans changement leur funeste progrès sous l'action des amers, du polygala et des excitants diffusibles.

Depuis la déconfiture du broussaisisme, l'école allopathique abuse à nouveau de ses prétendus toniques, cherchant dans l'excitation passagère et décevante qu'ils produisent un remède à la dépression bien réelle qu'elle amène trop souvent encore par les émissions sanguines.

La tonification est une propriété générale qui appartient à tous les agents dans certaines circonstances. Ce qui affaiblit dans un cas fortifie dans l'autre. On ne peut pas dire des médicaments, plutôt que du chaud et du froid, qu'ils sont toniques ; cette qualité n'est inhérente à aucun agent ; et si l'on peut établir quelque chose de fixe à cet égard, c'est que les substances médicamenteuses, bien indiquées, sont toutes fortifiantes, et *vice versâ*. Sous ce point de vue, la *médication tonique* de l'ancienne école serait bien mieux dénommée : *médication débilitante*.

FIN.

TABLE.

CORBEIL. — Impr. et lith. de CRÉTÉ.

J.-B. BAILLIÈRE,

LIBRAIRE DE L'ACADÉMIE NATIONALE DE MÉDECINE,

rue Hautefeuille, 19, à Paris.

A LONDRES, CHEZ H. BAILLIÈRE, 219, REGENT STREET.

JUIN 1851.

ÉNUMÉRATION DES GENRES DE PLANTES cultivées au Muséum d'histoire naturelle de Paris, suivant l'ordre établi dans l'École de botanique, par *Ad. Brongniart*, professeur de botanique au Muséum d'histoire naturelle, membre de l'Institut, etc. *Deuxième édition*, revue, corrigée et augmentée, avec une *Table générale alphabétique. Paris*, 1850, in-12 de 240 pages.　　　3 fr.

Dans cet ouvrage, indispensable aux botanistes et aux personnes qui veulent visiter avec fruit l'École du jardin botanique, M. Ad. Brongniart s'est appliqué à indiquer non-seulement les familles dont il existe des exemples cultivés au Muséum d'histoire naturelle, mais même celles en petit nombre qui n'y sont pas représentées, et dont la structure est suffisamment connue pour qu'elles aient pu être classées avec quelque certitude. La *Table alphabétique* comble une lacune que les botanistes regrettaient dans la première édition.

FLORE DE FRANCE, ou Description des plantes qui croissent naturellement en France et en Corse ; par MM. *Grenier* et *Godron*, professeurs aux Facultés des sciences de Besançon et de Nancy. *Paris*, 1848-1850, 3 forts volumes in-8 de chacun 800 pages, publiés en six parties. — Le tome premier en deux parties, et le tome 2, 1re partie, sont en vente ; prix de chaque partie :　　　7 fr.

La publication d'une nouvelle *Flore de France*, plus complète que les précédentes, et mise au niveau des découvertes de la science moderne, était un besoin dont la lacune était sentie depuis longtemps des botanistes. C'est un livre qui sera également utile et consulté avec fruit par toutes les personnes qui s'occupent de l'étude des plantes.

MM. Grenier et Godron, dont les travaux antérieurs sont une suffisante recommandation, ont entrepris de remplir cette tâche laborieuse ; profitant amplement des travaux des botanistes allemands, italiens et français, aidés des conseils bienveillants d'hommes qui font autorité dans la science, entourés de matériaux considérables amassés depuis longues années et qui se sont accrus de tous ceux qui ont été mis généreusement à leur disposition, ils espèrent pouvoir offrir au public un livre utile, fruit de leurs travaux persévérants et consciencieux.

TYPES DE CHAQUE FAMILLE ET DES PRINCIPAUX GENRES DE PLANTES qui croissent spontanément en France ; exposition détaillée et complète de leurs caractères et de l'embryologie, par *F. Plée*. — CINQUANTE ET UNE LIVRAISONS ont été publiées jusqu'à ce jour dans l'ordre suivant :

SAPONARIA officinalis.	ARUM vulgare.
JASMINUM officinale.	MALVA rotundifolia.
SYRINGA vulgaris.	VINCA minor.
LIGUSTRUM vulgare.	OXALIS acetosella.
RANUNCULUS bulbosus.	SAXIFRAGA granulata.
ERANTHIS hyemalis.	FAGOPYRUM esculentum.
IMPATIENS noli-tangere.	ÆNOTHERA biennis.
VIOLA odorata.	EPILOBIUM hirsutum.
PRIMULA officinalis.	GALANTHUS nivalis.
PAPAVER rhœas.	ROSA canina.
CHELIDONIUM majus.	NYMPHÆA alba, pl. 1.
BERBERIS vulgaris.	Id. alba, pl. 2.
SOLANUM dulcamara.	TULIPA sylvestris.
NICOTIANA rustica.	FRITILLARIA Meleagris.
PHYSALIS Alkekengi.	GENTIANA pneumonanthe.
ANAGALLIS phœnicea.	MUSCARI racemosum.
DELPHINUM consolida.	BRYONIA dioica, pl. 1.
LINUM usitatissimum.	Id. dioica pl. 2.
CAMPANULA rotundifolia.	PHILADELPHIUS coronarius.
NARCISSUS pseudo-Narcissus.	AMANITA muscaria.
ARISTOLOCHIA clematitis.	MERULIUS cantharellus.
RAPHANUS sativus.	MERULIUS cornucopioides.
GERANIUM sanguineum.	IRIS pseudo-acorus. pl. 1.
CALYSTEGIA sepium.	Id. pseudo-açorus, pl. 2.
DAPHNE mezereum.	AGARICUS procerus.

Cet ouvrage est publié par livraisons in-4º, composées chacune d'une planche gravée et coloriée, accompagnée d'un texte descriptif et explicatif. — Prix de la livraison.　　　1 fr. 25 c.

CATALOGUE DES PLANTES VASCULAIRES DE L'EUROPE CENTRALE, comprenant la France, la Suisse, l'Allemagne, par *Martial Lamotte. Paris*, 1847, in-8 de 104 pages, petit texte à deux colonnes.　　　2 fr. 50

Ce catalogue facilitera les échanges entre les botanistes et leur épargnera les longues listes de plantes de leurs *desiderata* et des plantes qu'ils peuvent offrir. — Il servira de catalogue d'herbier, de table pour des ouvrages sur les plantes de France et d'Allemagne ; il sera d'une grande utilité pour recevoir des notes de géographie botanique, pour signaler les espèces qui composent les flores des localités circonscrites, pour désigner les plantes utiles et industrielles, les plantes médicinales, les espèces ornementales, pour comparer la végétation arborescente à celle qui est herbacée, les rapports numériques des genres, des espèces, etc.

DES VÉGÉTAUX QUI CROISSENT SUR L'HOMME ET SUR LES ANIMAUX VIVANTS, par *Ch. Robin*, docteur en médecine et ès sciences naturelles, professeur agrégé à la Faculté de médecine de Paris, 1847, grand in-8, avec trois planches gravées. 4 fr.

RECHERCHES SUR LA RUBÉFACTION DES EAUX et leur oxygénation par les animalcules et les algues, par Aug. et Ch. Morren. 1841. In-4 avec 7 pl. col. 15 fr.

Cet ouvrage comprend : 1º Recherches physiologiques, botaniques, zoologiques et chimiques sur l'influence qu'exercent la lumière, les algues et les animalcules contenus dans les eaux stagnantes et courantes et sur la quantité et la qualité des gaz que celles-ci peuvent contenir; 2º Recherches sur la rubéfaction des eaux, suivies d'observations sur les animalcules; 3º Histoire du genre Hœmatococcus d'Agardh; 4º Histoire du genre Tessarartha d'Ehrenberg.

MÉMOIRES POUR SERVIR A L'HISTOIRE ANATOMIQUE ET PHYSIOLOGIQUE DES VÉGÉTAUX ET DES ANIMAUX, par *H. Dutrochet*, membre de l'Institut de France, etc. *Avec cette épigraphe :* « Je considère comme non avenu tout ce que j'ai publié précédemment sur ces matières, et qui ne se trouve point reproduit dans cette collection. » *Paris*, 1837, 2 forts vol. in-8, avec atlas de 30 planches gravées. 24 fr.

Table des principaux mémoires. — 1º De l'endosmose; 2º des éléments organiques des végétaux ; 3º accroissement des végétaux ; 4º de la déviation descendante, ascendante et latérale de l'accroissement des arbres en diamètre ; 5º variations accidentelles du mode suivant lequel les feuilles sont sur les tiges des végétaux ; 6º sur la forme et la structure primitives des embryons végétaux ; 7º recherches sur les organes pneumatiques et sur la respiration des végétaux ; 8º recherches sur les conduits de la séve et sur les causes de sa progression ; 9º mouvements des végétaux ; examen du mécanisme des modes élémentaires du mouvement par incurvation et par torsion ; 10º du réveil et du sommeil des plantes ; 11º de l'excitabilité végétale et des mouvements dont elle est la source ; 12º de la direction opposée des tiges et des racines ; 13º de la tendance des végétaux à se diriger vers la lumière et à la fuir ; 14º de la génération sexuelle des plantes et de l'embryologie végétale ; 15º transformations végétales ; 16º observations sur les champignons et sur l'origine des moisissures ; 17º recherches sur les enveloppes du fœtus ; 18º observations sur l'ostéogénie et sur le développement des parties végétantes des animaux ; 19º métamorphoses du canal alimentaire chez les insectes ; 20º sur la structure et la régénération des plumes, avec des considérations sur la composition de la peau des animaux vertébrés ; 21º recherches sur les rotifères ; 22º mécanisme de la respiration chez les insectes; 23º sur la spongile rameuse ; 24º organes de la génération chez les pucerons; 25º usage physiologique de l'oxygène ; 26º de la structure intime des organes des animaux, et du mécanisme de leurs actions vitales ; 27º nouvelle théorie de la voix, etc.

FLORA FLUMINENSIS (Regni Brasiliensis). *Paris*, 1827, 11 vol. in-folio, contenant 1640 planches avec la description. 150 fr.

Les exemplaires en papier vélin. 220 fr.

Il ne reste qu'un très-petit nombre d'exemplaires de cette grande flore du Brésil.

FLORA GALLICA, seu Enumeratio plantarum in Gallia sponte nascentium, secundum Linnæanum systema digestarum, addita familiarum naturalium synopsi ; auctore *J.-L.-A. Loiseleur-Deslonchamps*. Editio secunda, aucta et emendata cum tabulis 31. *Paris*, 1828, 2 vol. in-8. 16 fr.

FLORA ATLANTICA, sive Historia plantarum quæ Atlante, agro Tunetano et Algeriensi crescunt, auct. *R. Desfontaines*, professeur de botanique au Muséum d'histoire naturelle. *Paris*, an VII, 2 vol. in-4º, accompagnés de 261 pl. dessinées par *Redouté*, et gravées avec le plus grand soin. 70 fr.

M. Desfontaines resta plusieurs années en Barbarie, explora sur presque tous les points les deux royaumes de Tunis et d'Alger, et ne revint en France qu'avec cette riche moisson de plantes qu'il publia depuis sous le titre de *Flore Atlantique*.

ALLIONII (C.) Flora Pedemontana, sive enumeratio methodica stirpium indigenarum Pedemontii. *Turin*, 1785, 3 vol. in-fol., avec 92 pl. 36 fr.

BARNÉOUD (Marius), Monographie générale de la famille des Plantaginées. *Paris*, 1845, in-4. 2 fr.

—Mémoire sur l'anatomie et l'organisation du *Trapa natans*. *Paris*, 1848, in-8. avec quatre planches. 1 fr. 25

BARRELIER (S). Plantæ per Galliam, Hispaniam et Italiam observatæ, accurante A. de Jussieu. *Paris*, 1714, in-fol. avec 1327 fig. 24 fr.

BRUCH et SCHIMPER. Bryologia europœa, seu Genera Muscorum europæorum, monographice illustrata. *Stuttgartiæ*, 1839-1850. Fasciculi I à XLIII, in-4, contenant 442 planches. Prix de la livraison. 10 fr.

BULLIARD. Histoire des plantes vénéneuses et suspectes de la France. *Paris,*
1798, in-8.   4 fr. 50
—Dictionnaire élémentaire de Botanique, revu par *L.-C. Richard, Paris,*1802, in-8
avec 17 pl.   5 fr.
CAVANILLES (A. J.). Icones et descriptiones plantarum quæ aut sponte in His-
pania crescunt aut in hortis hospitantur. *Matriti*, 1791-1801, 6 vol. in-fol.,
avec 600 pl.   300 fr.
CHOULETTE, Synopsis de la Flore de Lorraine et d'Alsace. *Strasbourg*, 1845.
Première partie, tableau analytique des genres et des espèces, in-18.   2 fr. 50
COLLADON. Histoire naturelle et médicale des Casses, et particulièrement de la
Casse et des Sénés employés en médecine. *Montpellier*, 1816, in-4 avec 20 pl. 10 fr.
CORDIER. Histoire et description des Champignons alimentaires et vénéneux qui
croissent sur le sol de la France. *Paris*, 1836, in-18 avec 11 pl. col.   4 fr. 50
DE CANDOLLE. Plantes rares du Jardin Botanique de Genève. *Genève*, 1829, in-4
avec 24 planches coloriées.   20 fr.
DELAROCHE (F.). Eryngiorum necnon generis novi Alepideæ historia. *Parisiis,*
1808, in-fol, avec 32 pl.   18 fr.
DUNAL (M.-F.). Histoire naturelle médicale et économique des Solanum et des
genres qui ont été confondus avec eux. *Montpellier*, 1813, in-4, avec 26 pl. 24 fr.
ENDLICHER (S.). Enchiridion botanicum, exhibens classes et ordines plantarum.
Accedit nomenclator indicatio generum; officinalium vel usualium. *Lipsiæ*
1841, in-8.   48 fr.
FÉE. Mémoires sur la famille des Fougères : 1er *Mémoire*. Examen des bases
adoptées dans la classification des Fougères et en particulier de la nervation;
2e *Mémoire*. Histoire des acrostichées. *Strasbourg*, 1844, in-fol. avec 66 pl. 76 fr.
— Essai sur les Cryptogames des écorces exotiques et officinales. *Paris*, 1825-
1837; 2 parties in-4 avec 43 pl. col.   60 fr.
— De la reproduction des végétaux. *Strasbourg*, 1833, in-4.   1 fr. 50
— Mimosa pudica : Mémoire physiologique et organographique sur la Sensitive et
les plantes dites sommeillantes. *Strasbourg*, 1849, in-4o avec 1 pl.   2 fr. 50
FIELDING AND GARDNER. Sertum plantarum ; or Drawings and descriptions of
rare and undescribed plants from the author's herbarium. *London*, 1844, in-8
avec 75 pl.   27 fr. 50.
GIROD CHANTRANS. Recherches chimiques et microscopiques sur les conferves,
bisses, tremelles, etc. *Paris*, 1802, in-4 avec 36 pl. col.   18 fr.
GODRON (D.-A.). Flore de Lorraine (Meurthe, Moselle, Meuse, Vosges). *Nancy,*
1843-1845, 3 vol. in-12.   12 fr.
GOETHE. (J.-W.). Essai sur la métamorphose des plantes, traduit de l'allemand,
par Gingins Lassaraz. *Genève*, 1829, in-8.   2 fr.
HOOKER (W.-J.). Musci exotici; containing figures and descriptions of new or
little known foreign mosses and other cryptogamic subjects. *London*. 1820, 2 vol.
in-8 avec 176 pl. col.   75 fr.
— Le même, 2 vol. in-8, fig. noires.   35 fr.
— The London Journal of botany, containing figures and descriptions of such
plants as recommend themselves by ther novelty, rarity, history or uses, etc.
London, 1842 à 1849, 8 forts vol. in-8, avec 24 pl. chacun. Prix de chaque an-
née ou volume.   37 fr. 50
— Icones plantarum, or figures and descriptions of new and rare plants selected
from the herbarium. *London*, 1842-1848, 4 vol. in-8 de chacun 100 pl. Prix de
chaque volume.   36 fr.
— Niger Flora, or an enumeration of the plants of Western tropical Africa, col-
lected by Th. Vogel, including spicilegia gorgonea, by P.-B. Webb, and Flora
nigritiana, by J.-W. Hooker. *London*, 1849, 1 vol. in-8, avec 50 pl.   27 fr.
JORDAN (A.). Observations sur plusieurs plantes nouvelles, rares ou critiques, de
la France, *Paris*, 1846-1850, 7 part. in-8 avec 29 pl. grav.   26 fr.
— La septième partie séparément. 1850, in-8.   2 fr. 50
LABILLARDIÈRE, Icones plantarum Syriæ rariorum descriptionibus et observa-
tionibus illustratæ. *Parisiis*, 1791, decas I ad V; in-4, avec 50 pl.   15 fr.
— Novæ Hollandiæ plantarum specimen. *Parisiis*, 1804, 2 v. gr. in-4, avec 265 pl.
                                                                           30 fr.
— Sertum austro-caledonicum. *Parisiis*, 1824, pars. I et II ; in-4 avec 80 pl. 20 fr.
LASÈGUE (A.). Musée botanique de M. B. Delessert. Notices sur les collections
de plantes et la bibliothèque qui le composent. *Paris*, 1845, in-8.   7 fr.
LECOQ et JUILLET. Dictionnaire raisonné des termes botaniques et des familles
naturelles ; contenant l'étymologie et la description détaillée de tous les organes,
leur synonymie et la définition de tous les adjectifs qui servent à les décrire, suivi

d'un vocabulaire des termes grecs et latins les plus généralement employés dans la glossologie botanique. 1 fort vol. in-8.　　　　　　　　　　9 fr.

LINNÉUS (C.). Species plantarum; curante C.-L. Wildenow, *Berolini*, 1797-1830, 12 vol. in-8.　　　　　　　　　　80 fr.

LLOYD (J.). Flore de la Loire-Inférieure. *Nantes*, 1844, 1 vol. in-18.　　4 fr.

LOREY et DUREY. Flore de la Côte-d'Or, ou description des plantes indigènes et des espèces les plus généralement cultivées et acclimatées, observées dans ce département, suivant la méthode de Jussieu. *Dijon*, 1831, 2 vol. in-8 avec 7 pl.　　　　　　　　　　12 fr.

MAZZANTI (E.-F.). Specimen bryologiæ Romanæ. *Romæ*, 1841, in-8.　　3 fr.

MÉRAT. Revue de la Flore parisienne, contenant : 1° la révision avec corrections, additions et observations, des plantes qui la composent ; 2° deux notices sur des plantes controversées de la même localité ; 3° la synonymie linnéenne de toutes les plantes du *Botanicon Parisiense* de Vaillant, avec le texte de cet auteur en regard, etc. Ouvrage formant le complément aux quatre éditions de la *Nouvelle Flore des environs de Paris* et au *Synopsis*. Paris, 1843, in-8.　　5 fr. 50

MOQUIN TANDON. Éléments de Tératologie végétale, ou histoire des anomalies de l'organisation dans les végétaux. *Paris*, 1841, in-8.　　　　6 fr. 50

MUMBY (G.). Flore de l'Algérie, ou Catalogue des plantes indigènes du royaume d'Alger, accompagnée des descriptions de quelques espèces nouvelles ou peu connues. *Paris*, 1847, in-8, avec 6 planches.　　　　　　4 fr.

PALISSOT BEAUVOIS. Essai d'une nouvelle Agrostographie, ou nouveaux genres de graminées. *Paris*, 1812, in-4, avec 25 pl.　　　　　　15 fr.

— Le même ouvrage, in-8, avec atlas de 25 pl. in-4.　　　　　10 fr.

PLUMIER. Plantarum Americanarum, detexit eruitque, atque in insulis Antillis ipse depinxit, has primum in lucem edidit, concinnis descriptionibus et observationibus æneisque tabulis illustravit J. J. Burmann, *Amstelodami*, 1755, in-folio, avec 262 planches.　　　　　　　　　30 fr.

RASPAIL. Nouveau système de physiologie végétale et de botanique, fondé sur de nouvelles méthodes d'observation, accompagné de 60 planches, contenant près de 1000 fig. d'analyse dessinées d'après nature et gravées avec le plus grand soin. *Paris*, 1837, 2 forts vol. in-8 et atlas de 60 pl.　　　　30 fr.

— Le même ouvrage pl. col.　　　　　　　　　　50 fr.

RUIZ et PAVON. Flora Peruviana et Chilensis; sive novorum generum plantarum peruvianorum et chilensium descriptiones et icones. *Matriti*, 1798-1802, 4 vol. in-fol. avec 362 planches.　　　　　　　270 fr.

SAINT-HILAIRE (AUG.). Flora Brasiliensis, ou Histoire et descriptions de toutes les plantes qui croissent dans les différentes provinces du Brésil; par M. Auguste Saint-Hilaire, membre de l'Institut de France. Ce bel ouvrage a été publié en 24 livraisons formant 3 vol. grand in-4 avec 192 pl. gravées. *Paris*, 1825 à 1834. Prix, au lieu de 360 fr.　　　　　　150 fr.

Les dernières livraisons pourront être fournies au prix de 15 fr. chacune.

Il reste deux exemplaires, 3 vol. grand in-fol. papier vélin, figures coloriées et retouchées au pinceau.　　　　　　　　　500 fr.

SALM-DYCK (le prince de). Monographia generum Aloes et Mesembry anthemi Iconibus illustrata. *Dusseldorf et Bonn*. 1835-1851, publiée par liv. in-fol. fig. color. Prix de la liv.　　　　　　　　　30 fr.

Cinq livraisons sont en vente.

— Cactæ in Horto Dyckensi cultæ, anno 1849 secundum tribus et genera digestæ, *Bonn*. 1850.　　　　　　　　　　5 fr.

SIBTHORP (J.). Prodromus floræ græcæ, sive enumeratio omnium plantarum quas in provinciis aut insulis Græciæ invenit, edente J. E. Smith, *Londini* 1806-1813, 2 vol. in-8.　　　　　　　　　25 fr.

THURMANN (J.). Essai phytostatique appliqué à la chaîne du Jura et aux environs, ou Étude de la dispersion des plantes vasculaires, envisagées principalement quant à l'influence des roches sous-jacentes, *Berne*. 1849, 2 vol. in-8 avec 7 planches.　　　　　　　　　　20 fr.

VAUCHER. Histoire des Conferves d'eau douce, contenant leurs différents modes de production et la description de leurs principales espèces. *Genève*, 1803, in-4 avec 17 planches.　　　　　　　　　10 fr.

WALLICH (N.). Plantæ Asiaticæ rariores; or descriptions and figures of a select number of unpublished East-Indian plants. *London*, 1830-32, 3 vol. in-fol. avec 300 planches coloriées.　　　　　　　　450 fr.

WEDDELL (M. H. A.) Histoire naturelle des Quinquinas. Paris, 1849, in-folio avec 34 planches.　　　　　　　　　60 fr.